U0249780

劉渡舟

伤寒临证带教笔记

侯泽民　张蕴馥　张鲜　编著

北京科学技术出版社

图书在版编目（CIP）数据

刘渡舟伤寒临证带教笔记/侯泽民，张蕴馥，张鲜
编著. —北京:北京科学技术出版社,2012.1（2023.9重印）
ISBN 978-7-5304-5287-5

Ⅰ.①刘… Ⅱ.①侯…②张…③张… Ⅲ.①伤寒
（中医）—医案—汇编 Ⅳ.①R254.1

中国版本图书馆 CIP 数据核字（2011）第 130268 号

责任编辑:赵 晶
责任校对:黄立辉
责任印制:李 茗
封面设计:大象设计
出 版 人:曾庆宇
出版发行:北京科学技术出版社
社 址:北京西直门南大街 16 号
邮政编码:100035
电话传真:0086-10-66135495（总编室）
　　　　　0086-10-66113227（发行部）
网 址:www.bkydw.cn
印 刷:保定市中画美凯印刷有限公司
开 本:850 mm×1168 mm 1/32
字 数:130千
印 张:7.875
版 次:2012年 1 月第 1 版
印 次:2023年 9 月第 4 次印刷
ISBN 978-7-5304-5287-5

定 价:59.00元

编写说明

本书根据刘老遗稿编写，共分三部分：

1. 以刘老带笔者实习时的临床经验讲稿和笔记为基础，整理为"刘渡舟伤寒证治传真"部分，其中刘老的画龙点睛之处，均用楷体予以标识。

2. 根据刘老让我抄录他亲自整理的治痛经验、辨证要点、方歌和部分按语注释，整理为"刘渡舟治痛真要"部分，其中笔者增补的方药用楷书字体标识。

3. 当年刘老让笔者抄录保存的病例，整理为"刘渡舟带教验案精选"。

刘老的遗稿中，有的仅有方名，为了方便读者，在整理时补充了具体药味。遗稿中有的方剂有用量，有的无用量，在整理时亦进行了补充。

"验案精选"共选列了107例刘老的病案，除了我们整理的13例外，其余系引用刘老的著作和他人的整理，均注明了出处。各案的按语均是我们对老师学术的理解，为了让读者更好地了解刘老的临证特点，文中凡老师原来亲自所作的按语均注明"刘公按"。

侯泽民　张蕴馥　张　鲜
2011 年 7 月

忆恩师（代前言）

　　恩师刘公渡舟辞世十年有余，这十年之中，学生每念及恩师，感念之情思绪如涌。然心中似感不安，总觉得能为恩师做点什么，力能及而未为。

　　我于1964年考入北京中医学院（现在的北京中医药大学）中医系（六年制），刘公为我们讲授《伤寒论》。老师那渊博的知识、结合临床深入浅出而生动的讲解；那带教时的身体力行、循循善诱；那唯恐学生学不到本领的赤诚之心；那和我们一起跳远、游戏时平易近人、孩童般的嬉笑和动作；那带着抑扬顿挫、浓郁厚重的东北乡音；那慈祥仁厚、可亲可敬的音容笑貌……，仿佛萦绕在我的耳边、浮现在我的眼前，也铭刻在我的心头。在我的学生时代，听说刘公曾读破四部《医宗金鉴》，在刘公的授课和带教中，深深感到老师的深厚功底，老师常说的《伤寒心法》中的"脉浮无汗葛根汤，有汗桂枝添葛入"、"白虎烦渴热阳明，汗出身热脉长洪"、"蒸蒸潮热澉澉汗，满痛始可议三承"、"小便数多知便硬，无苦数少是津还"、"表热尿白里热赤，外需麻桂内凉承"等等，至今依然使我觉得老师时时在耳提面嘱。

　　在那动乱的年月，学校实行师生混编连队，刘公编入我们"二连"，期间朝夕相处、一起学习讨论、一起谈心说笑、一起锻炼身体，我深受刘公熏陶、教诲。在"清理阶级队伍"运动中，老师受到冲击，出于同情，我经常偷偷地安慰他："老师，我坚信你是好人，党的政策是不会冤枉好人的，老师一定要相信自己，一定要挺住。"老师却对我说："泽民，我没事，不要担心我。倒是你，将来毕业后是要当医生，给人看病的，不要和他们瞎折腾，不要荒废了学业，要想着学习。老师这有书，你拿去看。"老师的话让我万分感动，深深铭刻在心头，在那样的年代，像这样的掏心窝子话，充满了信任与关爱，其情分珍贵无比。当时，老师让我读阎德润教授的《伤寒论评释》，书中以现代医学观点阐述《伤寒论》方药和现代的用法，让人耳目一新。我认真研读，并做了详细笔记。交还老师书时，给老师看了我的笔记，刘公非常高兴，拿出了他本人总结的中医治疗疼痛证的经验和编写的歌诀，说："这是老师写的，拿去抄下来，将来用得着。"

1969年夏，刘公和我们一起赴汉沽农场"接受贫下中农再教育"，住在老乡家里，轮流在老乡家吃派饭，半天下地干农活，半天给老乡看病，晚上除了看病，刘公还一丝不苟地给我们这些学生讲述白天看过的病案。1969年冬，刘公带我又在河北省正定县医院实习。一次，一位农村老大娘来看病：心悸，心律失常。老师为她诊断、处方后，不一会儿，老大娘回到二楼老师桌前，说："大夫，药方还给你吧，我吃不起。"我拿起药方一看，药房划价一角钱。我说："大娘，才一角钱！"老大娘从口袋里掏出三颗鸡蛋，说："大夫，我就这三颗鸡蛋，一会儿去供销社卖了，要买点盐、买盒火柴，还想看看病。"听完后老师很难过，说："大姐，药方您拿着，等以后有钱了再吃药，先让我的学生给您扎扎针吧，不收费。"于是老师让我给老大娘扎针，病情缓解一些后老大娘高高兴兴地走了。

一次，河北医学院教学"四连"，在离正定县城十几公里的曲阳桥公社卫生院实习，收治了一位6岁的小女孩，患麻疹合并肺炎后，诊断为急性细菌性心内膜炎，同时右动脉内膜炎。

右腿疼痛，膝以下发青紫，脚趾颜色尤重；左脚五趾颜色变黑、局部变坏。西医为了救其性命而主张截肢。其家族上两代都是"一条腿"，所以坚决不同意截肢，要求中医会诊会治，遂请刘公。我和另一位同学陪同，从县城到曲阳桥十几公里路程，老师也和我们年轻人一样骑自行车、自带干粮，往返数次，精心诊治，患儿病情稳定之后，老师叮嘱我把病案抄录下来，留待日后参考。我有幸保留了这份宝贵的病案资料。

在正定县期间，为了让我们毕业后能够具备运用中医药为患者解除痛苦的本领，刘公结合十种疾病的讲稿，画龙点睛地给我们讲述了每一疾病的临证要点和他宝贵的经验体会，生怕我们学不会、掌握不了，老师深入浅出，诲人不倦。离开正定县之前，在整理门诊诊室的物品时，刘公说："泽民，这本门诊患者登记本由你保存吧，将来用得着。"

我们毕业分配是在某军营里住了半年后进行的，这时刘公一直和我们在一起。毕业前夕，我和刘公话别，老师鼓励我说："你毕业了，工作了，一方面要好好为人民服务，一方面在实践中要好好学习，使自己成为有用之才。"我说："老师，我们在大风大浪中过来了，这几年我也慢慢长大了，您对我的关怀和情意我会牢记一辈子的，今后，请老师多多保重！"深厚的师生情谊，我终生难忘。

1970年毕业后，按照当时"四个面向"的指示，我们被分配到了内蒙古工作。在工作中，刘公和其他老师们在学校教给我的知识，实实在在的有了用武之地，我一直和刘公保持着联系。1978年国家实行第一次研究生招考后，我给刘公写了一封信，表达了想报考他的研究生的意愿。刘公得知后，写信鼓励我报考，并亲自上街买了成无己的《伤寒明理论》、柯韵伯的《伤寒来苏集》和尤在泾的《伤寒贯珠集》寄给远在北部边陲的我。到1979年，我领到了准考证，准备下考场了，却因家中出了事情，使我不得不放弃研究生考试。当年 9 月，我夫妇俩调回河南省，搬家路过北京去看望刘公，一方面感谢老师的关怀，一方面向老师说明情况，辜负了老师的期望。刘公听完后问我："泽民，你想不想留在北京?"看来，刘公还是有心培养我，怎奈家中两位老人翘首盼望我们回去照顾，如果以后有机会再跟老师学习吧。我又一次辜负了刘公的厚望。

刘公的《医学全集》出版后，一次我去拜望老师，对刘公说："老师，非常高兴地拜读了您的《医学全集》，可是我觉得您的'全集'不全啊!"刘公问："如何不全?"我说："您给我的那部分内容未收入呀!"刘公问："哪部分内容?"我说："就是让我抄的治疗各种疼痛的那部分，还有您亲自编写的歌诀。"刘公说："噢! 我忘记了，你留着吧，有用。"

1986 年，北京中医药大学建校 30 周年庆典时，我去拜望刘公。谈到当时的同学对文化大革命中的恩恩怨怨耿耿于怀，也谈到刘公当年被打的事，刘公非常深情地说："一切都过去了，我不是好好的吗! 不追究了，打我的人自己会有正确认识的。他们都年轻，还要工作几十年，别因为我影响了他们的前途。"刘公以其长者的风度和仁厚，宽恕当时无知的年轻人所犯的错误。

1987 年 11 月，我主持研制成功的"重铸宋代天圣针灸铜人"参加在北京召开的世界针灸学会联合会成立大会暨第一届世界针灸学术大会的展示，我在大会上发言介绍这一成果。会议期间我去拜谒恩师，汇报了有关针灸铜人的情况。当时恩师听后非常高兴，说："很好! 泽民啊，你为咱们中医办了件大好事，胡熙明副部长给你剪彩，本身就已经给了你充分肯定。老师高兴! 老师非常高兴! 你一定要不断学习，继续努力，你会为中医做更多事情的。"恩师的肯定，恩师的鼓励，恩师的深情和期望，使我两眼含泪、热血涌动。

　　"月有阴晴圆缺，人有旦夕祸福"，我遇到了人生中的不幸。1988 年 10 月，我患了癌症，由于误诊，迟至 1989 年元月才进行手术。恩师得知后，一方面鼓励我要有坚强的意志和坚定的毅力，同时指导我科学用药。1991 年我重回工作岗位后出差到北京，顺便看望并感谢恩师。恩师见我恢复很好，很兴奋，当时拿出了一本新出版的《肝病源流论》说："泽民，老师给你留了一本，我给你写个字，留作纪念吧。"恩师题字的这本书连同恩师以前送我的"伤寒论三书"及其他资料，我一直珍藏着。在谈到我的病时，我说："老师，请您放心，我彻彻底底好了，我身上没有癌细胞了。"恩师说："何以见得？"我说："学生觉得人的细胞可以逆向转化，一定条件下，好细胞可变成癌细胞；同样，在一定条件下，癌细胞也可转化为好细胞。"恩师问："根据？"我说："我手腕上有个黄豆大小刺瘊，在治疗癌症过程中，既未脱落，也无痕迹，在不知不觉中消失了，皮肤完全恢复了正常。刺瘊细胞和癌细胞同为异常细胞，刺瘊能逆转，癌细胞也能逆转。我大学毕业后当过生产队长、看过瓜园，这和西瓜一样，皮都甜了，那瓤儿还能是生的吗？"恩师听完开心地呵呵笑了："很好！很好！你有这样的心态，老师放心了！"

　　和恩师交往的 30 多年中，恩师既关心我的身体、学业，还关心我的成长、前途；既教我如何为医，更教我如何做人。恩师走了，其敦诚的教诲常常萦绕我的耳际，音容笑貌常现我的眼前；恩师的精诚医德、崇高品格，为人师表楷模；渊博的学识，使学生终生受用。恩师留给我的知识永存、情谊永存，我和恩师之间的深厚感情和缘分永存！

　　经过一番努力，我终于将恩师当时反复告诉我"有用"的书稿整理出来了，以飨世人同道。我把力所能及的事情做了，心里安然了许多、轻松了许多。就以此报答恩师的关爱，告慰恩师的在天之灵吧！

谨以小诗寄托学生的哀思：

仲夏时节雨淋淋，

魂牵梦绕思绪深。

恩师教诲情如海，

情缘无限眷眷心。

人格学识留天地，

百代传颂无穷尽。

师遗珠玑今集起，

告慰恩师报捷音。

侯泽民拜悼

2011 年仲夏

目录

第二部分
刘渡舟治痛真要

目　录 5

第三部分
刘渡舟带教验案精选

第一部分
刘渡舟伤寒证治传真

第一篇 咳嗽

本篇讲述的咳嗽，包括急性支气管炎、慢性支气管炎、支气管扩张、大叶性肺炎四个以咳嗽为主要症状的疾病，并以中医学辨证施治归类分型的方法，力求突出临床实际特点。

一、急性支气管炎

本病的病变在支气管黏膜，多发生在冬季和气候变化无常的时候，人的适应性和抵抗力减弱，机体感受了气候变化的外邪侵袭，造成了潜伏于呼吸道的细菌，如链球菌、肺炎球菌等乘机侵入支气管黏膜，引起炎性病变而发生咳嗽。

中医学对于本病的认识，临床常见的类型可归纳为风寒、风热、风燥三型，这三型在辨证上有所区别。因此，作为急性支气管炎一个病来讲是带有普遍意义的，但就本病的内在矛盾与不同的影响因素来讲，应该说有其特殊性的。中医学对这个病的认识与不同的治法突出了这一个问题。

症见：急性支气管炎起病较急，发热在 37.5～38℃ 之间，咳嗽，咯白痰或黄痰，兼有恶寒、全身酸疼不适。听诊偶有干啰音，炎症侵犯细支气管时可听到少量的湿性啰音。脉浮兼见弦、数的不同。

现将急性支气管炎常见的三个类型分述于下。

1. 风寒型

感受风寒引起的急性支气管炎的咳嗽，咳稀白痰，量多易咯，有轻微的恶寒或午后后背发冷，发热较轻，口不干渴，鼻塞，甚则嗅觉不灵，脉浮弦，舌苔薄白。

治疗：杏苏饮。

方药：苏叶 9 克，杏仁 9 克，半夏 9 克，生姜 6 克，陈皮 6 克，前胡 9 克，桔梗 9 克，炙甘草 6 克。

刘渡舟老师讲解：此证的辨证要点为，恶寒比发热突出，下午有一两阵后背几几；口不干渴，鼻不干，但鼻塞，痰白稀量多，脉浮，不数或弦，苔白。宜辛温宣肺解表。

2. 风热型

感受风热引起的急性支气管炎的咳嗽，咳痰不爽，痰稠或黄，量少且黏，口干、渴，咽痛，发热比恶寒明显，偶有午后体温上升，脉浮数，舌苔薄白干或黄。

治疗：桑菊饮。

方药：桑叶 9 克，菊花 6 克，杏仁 8 克，桔梗 8 克，连翘 6 克，薄荷 3 克，芦根 8 克，甘草 3 克。

加减法：痰黏咳吐不清的加浙贝、瓜蒌皮；口渴咽干的加花粉、玉竹；午后热势升高的加生地、丹皮；咽肿痛的加玄参、板蓝根。

刘渡舟老师讲解：此证的辨证要点与风寒型相反，其突出症状是发热不恶寒，午后发热，口干渴咽痛，脉浮而数，苔薄白干或黄。宜辛凉清宣肺表。

3. 风燥型

感受风燥引起的急性支气管炎的咳嗽，咳嗽无痰或有少量黏痰，偶有轻微气喘，有"三干"症状（口干、咽干、鼻干），咽痒，往往因咳嗽引起胸痛，发热比恶寒明显，脉浮数或细，舌红苔薄黄而干。

治疗：桑杏汤。

方药：桑叶 9 克，杏仁 9 克，沙参 9 克，浙贝 9 克，栀子 9 克，豆豉 9 克，甜梨皮 9 克。

加减法：气喘者加瓜蒌仁、枇杷叶；口渴能饮者加生石膏、麦冬；发热、舌红、脉细者加生地。

刘渡舟老师讲解：此证辨证要点同风热型，但此证伤津肺燥有"三干"（口干、咽干、鼻干）症状是其特点，个别病例有胸痛。其突出症状是咳痰不爽、痰稠或黄、量少且黏，口中发干或渴或咽痛，发热比恶寒明显，有的下午体温上升，脉浮数，舌苔薄白而干或黄。

上述风寒、风热、风燥三型急性支气管炎咳嗽各自有不同特点：风寒以咳嗽、痰稀、清白易咯、口不干渴、恶寒、鼻塞为特点；风热以咳嗽痰黏、稠黄难咯、口中干渴、发热、脉数为特点；风燥以干咳无痰、咽痒而干、口干、鼻干或欲饮水为特点。我们用分析的方法，把三型的特点进行比较，从正反两方面找出风寒、风热、风燥的实质与客观标准，这就是辨证的方法。根据病证诊断所得，风寒型用杏苏饮辛温散寒止咳；风热型用桑菊饮辛凉清热止咳；风燥型用桑杏汤清润生津止渴。

二、慢性支气管炎

慢性支气管炎是支气管黏膜与其周围组织的慢性炎症。久之产生纤维性病变及萎缩。本病多有急性支气管炎转变而来，亦可继发于呼吸系统其他疾病如哮喘、支气管扩张等。

症见：本病以长期反复咳嗽为主要临床表现，天寒气温下降则易引起急性发作，痰可为灰白色黏液或黄色黏稠样物。

病程久的可引起肺气肿，往往咳与喘同时出现，听诊可发现干性或湿性啰音。

中医学对本病认识是从外因、内因两个方面进行分析。外因指急性支气管炎转变而来，如风燥型可转致肺燥型的慢性支气管炎；内因指患者内在的痰火、寒饮等因素侵袭肺经所形成。"外因是变化的条件，内因是变化的依据，外因通过内因而起作用。"

中医学对慢性支气管炎的咳嗽分为以下四个类型。

1. 寒饮型

寒饮型慢性支气管炎，多由风寒型急性支气管炎转变而来。症状以冬令发作为多，咳嗽往往带喘，咯稀白痰或涎沫，落地如水，感觉气管发憋，面色黧黑。年老患者，在眉间、目下、上唇等部位，出现类似色素沉着的黑斑，咳喘急剧者面带水肿，咳嗽往往涕泪俱出，甚至倚息不得卧，脉弦有力，舌苔水滑。

治疗：小青龙汤。

方药：麻黄10～15克，桂枝10～15克，干姜10～15克，细辛3克，半夏10～15克，白芍10～15克，五味子3～6克，炙甘草10～15克。

加减法：若喘加杏仁；小便不利者加茯苓；老人或体质弱去麻黄加茯苓；呃逆者加附子；大便干燥、面热潮红者加大黄。

刘渡舟老师讲解：有热、心烦者，加生石膏。一般服本方二三剂后症状减轻，再给予茯苓桂枝杏仁干姜汤或苓桂术甘汤加干姜，温肺胃即可。有心脏病者，服本方过量可见心慌等不良反应，以其伤阴故也。

2. 痰湿型

痰湿型慢性支气管炎可发于外感之后，或体内水湿的排泄不良，形成湿痰浸渍气管发为咳嗽。症状以气管有痰致咳、咳则咯痰互为因素的特点，痰白易咯，胸满、心悸、呕逆、眩晕，脉弦、滑、缓，舌苔白腻，此病多见于老年人。

治疗：二陈汤。

方药：橘红15克，半夏15克，茯苓9克，炙甘草4.5克。

加减法：气虚食少者加党参、白术；血虚有热者加生地、当归；咽喉不利、痰梗气阻者加桂枝、紫苏；脘满体重者加苍术、厚朴；头晕、小便不利者加泽泻；由此类推，若热者加黄芩、黄连，寒者加干姜、细辛，举一反三，不必繁引。

3. 燥痰型

燥痰型慢性支气管炎是相对痰湿型慢性支气管炎而言的，是以肺经的燥热、聚津成痰，刺激气管而发生咳嗽。症状以咳嗽、痰黄黏稠、咯吐不爽导致咳嗽为特点。兼见胸满、大便干、口干、咽干，脉滑，舌苔黄。

治疗：燥痰汤。

方药：黄芩9克，旋覆花9克，天冬9克，橘红9克，枳壳9克，桔梗12克，海浮石12克，风化硝6克，瓜蒌仁12克。

如果肺燥无痰，"三干"症状突出，咳嗽带喘、多在夜间发作，抑或有少量极白黏痰如丝如缕、缠咽难出、出现"*丝丝*"喘音。口渴欲饮，或胸胁疼痛，脉数，舌红，苔白夹黄而干。

治疗：清燥救肺汤。

方药：党参9克，炙甘草9克，麦冬12克，生石膏30克，杏仁9克，枇杷叶9克，胡麻仁9克，桑叶30克，阿胶9克，水煎，慢慢吞服。

刘渡舟老师讲解：燥痰汤所主属于实证，为肺及与其相表里的大肠俱实之证；而清燥救肺汤所主属于虚证，为肺之气阴两伤之证。于此应细细体会。

4. 肺火型

肺火型慢性支气管炎有二：一是"寒包火"，属于风寒之邪郁遏肺气，促使原有的肺火增加；二是肺热，无关外邪、单纯肺火内蕴发生咳嗽。症状咳喘无痰、气急喘逆、面肿颊赤、身热，脉数，舌红，苔黄。

治疗：泻白散。

方药：桑白皮30克，地骨皮30克，甘草3克，粳米6克。

加减法："寒包火"表证无汗者，本方加麻黄、杏仁；如无表证，只是咳喘气急，两颊绯红者，本方加黄芩；呃逆者加橘皮、半夏；喑哑者加诃子肉、桔梗；气喘势急，面肿胸满为甚者加葶苈子。

刘渡舟老师讲解：泻白散所主为喘咳面肿、身热无痰。有一分"恶寒"就有一分"表证"，此证无"恶寒"，为表证已去，为单纯肺经气热之证。

以上讲的是四种不同类型的慢性支气管炎咳嗽，并涉及了支气管哮喘在内，从临床实际讲，咳与喘、喘与哮不能截然分开，在治疗上也基本相同。不过哮比喘重，气急促而喉中有响，且有发作则来势汹汹、过后则如平人的特点。病理变化由于支气管痉挛、支气管水肿和管腔内黏液瘀塞使空气出入受阻而发生哮吼之声，是由于"内因性"或"外因性"的变态反应所引起。听诊时，在发作时肺部呼气可听到哮鸣音或飞箭音，吸气时则有干性啰音。血检：嗜酸性粒细胞增加。

具体治法，中医学以华盖汤：麻黄 10 克、杏仁 10 克、甘草 10 克、橘红 10 克、桑皮 12 克、茯苓 10 克，治外因性表实的哮喘。

刘渡舟老师讲解：痰多者加瓜蒌、半夏；气闷者加枳壳；喘者加杏仁；气管发闷、喉中有水鸡声者用射干麻黄汤；饮在心下者，用小青龙汤。

以葶苈大枣泻肺汤（葶苈子 15～24 克、大枣 12 枚）治内因里实的哮喘。

刘渡舟老师讲解：方中葶苈子用量为 15～24 克钱。

以苏子降气汤治上实下虚的哮喘。

刘渡舟老师讲解：本证咳喘气逆为"上实"——肺气实也，尺脉无力为"下虚"——肾阳虚也。

慢性气管炎日久肺气虚而成痨吐血，治以百合固金汤；面色苍白、疲倦无力者，配用人参（党参）、黄芪以补气；伤津者，配用麦冬、石斛、沙参、百合以养肺阴；出血者，配以阿胶、五味子以敛肺、养血、止血。

慢性支气管炎四型咳嗽的症状特点务必抓住，例如：湿痰型痰多易咯出，兼见头眩、心悸；燥痰型痰少难咯，兼有"三干"症状；寒痰型面色黧黑、痰稀如水、遇冬则发；肺火者型面肿、颊赤、身热、干咳无痰。湿与燥相对，寒与火相对，知道湿的特性，也就知道了燥的特性。事物总是一分为二的，疾病也是一样。辨证，不但要以每一个病自身来辨，更要从相对立的疾病来辨，这样才能思路广、认识深、用得活。

三、支气管扩张

支气管扩张是一种临床多见的慢性支气管疾患。其形成原因有三：①慢性支气管炎或肺部感染时支气管受损，支气管弹性减弱，促使其扩张；②支气管部分阻塞，吸气时空气进入肺泡，但在呼吸时不能把空气压出，阻塞的远端因而压力增加，使该部气管扩张。如果支气管完全阻塞，则可发生该段落的肺不张，同时就可牵引支气管使其扩张；③肺部纤维病变形成瘢痕收缩后支气管被牵引而扩张。

症见：本病以慢性咳嗽反复继发细菌感染，咳出大量浓痰为主要特征。咳出的痰静置于玻璃器中，可看到三层分层：上层为清稀黏液，中层液体呈絮状，下层则为脓样液体炎性分泌物。这对于诊断很有价值。听诊时可听到少量干性啰音或湿性啰音，特别在肺下部较易听到，半数患者可见杵状指以及痰中带血。

中医学基于对本病的观察以及中西医结合治疗的经验，认为这是虚中夹实的疾病。虚，指咳久肺肾之气受损；实，指痰涎阻塞气管；虚是本，实是标。由于肺肾气虚不能摄运津液造成了痰涎壅盛，痰涎阻塞气管则生咳喘，重新消耗肺肾正气。常见有下面两型。

1. 虚寒型

症状：咳喘气急，痰涎壅盛，或血溢咯出，胸膈满闷，大便秘但小便频多，夜尿不能控制，恶寒怕冷，足冷腹寒，脉沉弦，尺脉微。

治疗：苏子降气汤。

方药：苏子9克，前胡6克，厚朴6克，半夏9克，当归6克，肉桂3克，沉香3克，橘红9克，生姜6克，炙甘草6克。

刘渡舟老师讲解：应用此方的要点是肺热实、肾气虚。

2. 虚热型

症状：咳嗽吐黄浓痰，量多，大口吐，但易咯，咳痰时胸中有刺痒感觉。兼出现虚热证，口干、咽干、面赤热，四肢疲乏，形体瘦弱，脉细无力，舌红苔薄。

治疗：百合白果汤。

方药：百合120克，白果60克。

以清水浸两药一宿，取出，用砂锅慢火炖之，少放一点冰糖，待药熟可吃时连汤带药食之。每剂炖两三次，可吃两天，再换1剂，吃6剂为1个疗程。

刘渡舟老师讲解：应用此方的要点是肺有虚热且痰多。

虚寒型见"上盛下虚"证的分析："上盛"以肺中痰气壅阻，气逆血溢，咳吐见红；"下虚"以肾中虚寒，多尿畏寒，足腹发冷，治以苏子降气汤降气化痰、扶阳纳气，标本兼顾，虚实均安。

虚热型症状分析：肺虚有热，津炼为黄痰，阻留于气管，发为咳嗽，咳久不但伤气，也伤肺肾之阴，同样形成虚中夹实。以百合白果汤为治，清热补肺，敛气生津，且有收摄津气纳归于下的特点，然以久服见功，不可半途而废。

四、大叶性肺炎

大叶性肺炎是肺炎双球菌所致，病变部位常在右下肺叶，而且通常在肺的一叶或其他部分，严重的病例可侵犯到两个肺叶。

本病常在冬季和早春散发性发生，儿童、老人和身体衰弱者易被感染。

症见：本病起病突然，现有寒战、发热、胸痛、咳嗽。咳嗽最初无痰，以后渐咳出血色痰或典型铁锈色痰。病情严重的患者则有气促和发绀现象。中毒型患者，可有外周循环衰竭、血压下降，甚至昏迷。

检查：早期患者体征不明显，仅患肺呼吸音减弱，间有呈现少量湿性啰音。经过两三天出现肺实变时，则有触觉震颤增强，叩诊呈浊音，并有支气管性呼吸音，病变扩张时可闻及湿性啰音。1/3患者出现唇部疱疹。血检：白细胞增加，可达（2～3）$\times 10^9$/L，中性粒细胞增高。本病多并发胸膜炎。

中医学认为本病属于温病范畴，以卫、气、营、血辨证方法加以分析。

1. 初病在卫

症状：头痛、发热、恶寒、寒战、无汗、咳嗽症状突出，胸痛（有的肋间痛），口干或咽痛，脉浮数，舌红，苔薄黄。

治疗：加味桑菊饮。

方药：桑叶9克，菊花9克，连翘9克，杏仁9克，桔梗9克，薄荷6克，芦根60克，甘草6克，糖瓜蒌15克，冬瓜仁24克，桃仁9克，薏米30克。

加减法：咽痛者加玄参、马勃；胁痛者加丹皮、白蒺藜、川楝子。

刘渡舟老师讲解：本方有千金苇茎汤加瓜蒌之意。

2. 卫气皆病

症状：发热、汗出、不恶寒、咳嗽、鼻翼扇动、胸痛气闷、口唇发绀、咯痰黄黏，或带血丝与铁锈色痰，口干咽燥，脉数，舌红边绛，苔黄。

治疗：加味麻杏石甘汤。

方药：麻黄 12 克，杏仁 9 克，生石膏 30 克，甘草 6 克，瓜蒌 12 克，葶苈子 12 克，浙贝 9 克，黄连 6 克，白茅根 15 克，藕根 30 克（新鲜者良）。

刘渡舟老师讲解：方中麻黄成年人可用 6～9 克，生石膏则至少要用 30 克。

3. 气营两燔

症状：咳喘发热，午后为甚，咯痰带血，口渴欲饮，唇干裂，鼻燥气灼，心烦不寐，小便赤黄，大便干，脉洪大，舌红，苔黄。

治疗：加减玉女煎。

方药：生石膏 30 克，麦冬 12 克，知母 9 克，生地 30 克，玄参 9 克，丹皮 9 克，瓜蒌仁 12 克，贝母 9 克，白茅根 30 克，枇杷叶 9 克，甘草 6 克，黛蛤散 9 克。

刘渡舟老师讲解：此方生石膏用 60 克效果更佳。病愈之后，多为气阴两虚者，症见虚烦、口干、恶心者，治以竹叶石膏汤；不欲食者，为胃阴未复，治以梨藕煎或益胃汤。

以上所述大叶性肺炎之卫分证、卫气证、气营证，按其病情一层比一层深入。卫分证在表，可见咳嗽、胸疼而有发热、恶寒、寒战、无汗之表证，故以辛凉疏表，少佐寒润清利肺热；卫气证比卫分证要深入一层，可见发热、汗出、不恶寒、咳嗽、胸疼、痰中带血，不但气热势亢，又累及肺络，故以加味麻杏石甘加黄连、瓜蒌、葶苈子、浙贝、白茅根，急则清气分之热，凉血解毒，润下痰垢，以救肺危；气营证比卫气证更深一层，可见咳嗽、胸疼、发热更甚、午后加重、咯痰带血、烦躁不安、口舌焦涸，故予加减玉女煎，两清气营邪热，瓜蒌仁、贝母、枇杷叶降浊利痰，黛蛤散解毒软坚，茅根、丹皮凉血止血。

本篇所讲以咳嗽为主要症状的急性支气管炎、慢性支气管炎、支气管扩张及大叶性肺炎四个病，其中慢性支气管炎因久咳伤正，肺气、津液亏损，由实证渐变为虚证者不鲜见，这样的咳嗽迥非上述治法所能奏效，可参考失血证中的加味救肺饮证、百合固金汤证来解决。同时对气管炎不要孤立地看，要进行有机的联系，例如，急性支气管炎与慢性支气管炎，慢性支气管炎与支气管扩张，都有内在的联系性，切不可割开，用静止的、片面的观点把思维局限在一个病的范围内。因此，在本篇所讲的咳嗽，在不同的情况下应看到它既有普遍性，又有特殊性，从中引出辨证施治的方法，才能达到治疗上的预期效果。

第二篇　肺痈

肺痈，即肺脓疡，是肺组织局部的化脓性、感染性疾病，有臭脓肿与无臭脓肿两种。导致本病的细菌有葡萄球菌、链球菌、肺炎球菌，造成臭脓肿（咯腥臭痰的）则杂有厌氧菌和螺旋体。

肺痈的病因有四：

（1）吸入性因素：口腔疾患手术时分泌物或血液吸入肺内；或其他各种异物吸入肺内，如食物呛入气管，口腔不洁、龋齿、牙龈化脓、扁桃体溃脓等均能导致细菌感染肺部而发生脓肿。

（2）感染性血栓塞：患者内脏任何病灶发生的感染性栓子经血行播散到肺部，产生肺栓塞，导致肺脓肿。

（3）肺本身病变：肺炎、支气管扩张、肺肿瘤均可引起本病。

（4）邻近器官化脓性病灶亦可直接扩散至肺部引起本病。

体征：本病脓肿较大的，患部可呈现浊音，呼吸音减弱、出现支气管音或各种啰音等；如有空洞形成，则有空洞性呼吸音；慢性病患者有杵状指出现。

血检：白细胞可达（12～20）×10^9/L，其中以中性粒细胞占大多数。

症状：起病常与支气管炎和肺炎相似。起病突然、畏寒、发热、咳嗽。有时胸疼，病情逐日加重。到一周左右，咳嗽加剧、可出大量黏液性脓痰。如被厌氧菌感染则痰带有腥臭味（进入患者住室即可闻到），痰量多至数十或数百毫升，呈现同支气管扩张的一样的三层不同的痰液。可见咯血或咯血甚多。一般病例咳出脓痰后症状即行减轻，但咳嗽多持续数周，然后停止。某些病例咳嗽转入慢性，此时患者经常咳吐脓痰，并伴有低热、体重日益减轻、出汗等慢性中毒症状。

在诊断时，应详细询问本病的病因更有利于帮助诊断。

中医学对与肺痈的认识不外病毒热邪乘机伤肺，热搏于血蕴结成痈，抑或心、胃的火热上乘于肺，灼燔气血成为肺痈。总的来说，都是因热成毒、腐烂肺叶的一种肺实证。根据此病发展的规律，分为四个阶段作为辨证施治的标准。

1. 热毒初犯肺叶期

症状：起病突然、畏寒发热、咳引胸痛、呼吸不利或喘、痰量少、口咽干燥、咳嗽连声、不欲饮水，虽似表证但无全身症状，表现在肺的咳嗽胸疼，呼吸不利、口干不欲饮，脉浮滑数，舌苔黄薄。

治疗：银翘解毒汤。

方药：金银花 18～30 克，连翘 9 克，桔梗 9 克，生甘草节 9 克，冬瓜仁 18 克。

刘渡舟老师讲解：如果痰多，需加川贝、杏仁。

2. 毒热成痈期

症状：热势增高，有时恶寒，咳嗽脓痰，或带腥味，或臭鱼味，胸痛发满，口咽干燥、不欲饮水，胸部皮肤甲错，心中烦躁，脉滑数或弦数有力。

治疗：苇茎汤。

方药：苇茎、桃仁、冬瓜仁、薏米，用鱼腥草 30 克煎汤煮上药。

刘渡舟老师讲解：方中苇茎用 6～30 克，桃仁 9 克，冬瓜仁 30 克，薏米 15～30 克。体温在 39℃以上者加黄芩、黄连、栀子；痰臭甚服犀黄丸 9 克；痰多喘甚合用葶苈大枣泻肺汤。

3. 溃脓期

症状：咳嗽、咳吐脓血、腥臭异常，胸中烦满疼痛，甚则喘息不得卧，面赤身热，舌苔黄腻或见腐黄苔，脉滑数有力。

治疗：葶苈大枣泻肺汤。

方药：葶苈子、大枣。

刘渡舟老师讲解：方中葶苈子用 9～15 克，大枣用 12 枚。如果不见喘不得卧、病势较缓者可用保肺汤。

保肺汤：白及 9 克，薏米 30 克，贝母 9 克，金银花 30 克，陈皮 9 克，苦桔梗 9 克，苦葶苈子 9 克，甘草节 6 克。

葶苈大枣泻肺汤与保肺汤皆有葶苈子，其区别在于：葶苈大枣泻肺汤中的葶苈子用量大，药少力专，通泻肺中脓毒，对体实毒盛、喘甚胸满不得卧者效果为佳。保肺汤的葶苈子剂量小、药味又多，对肺痈脓毒较缓、喘满不甚者为宜。

4. 脓溃而正虚期

症状：咳嗽咯脓痰，量多如米粥，味腥臭、咽干不渴，手足肿，周身疲乏无力，时见寒热，胸中疼痛，脉滑数重按则软，舌苔黄腻。

治疗：桔梗汤。

方药：桔梗 30 克，甘草 30 克。

刘渡舟老师讲解：本方应与千金苇茎汤合用，其桔梗、甘草用量均为 60 克，且用济生桔梗汤更合病机，济生桔梗汤为：桔梗、贝母、当归（酒浸）、瓜蒌仁、枳壳（麸炒）、薏仁、桑白皮（炒）、百合各 4.5 克，甘草节、防己、黄芪、杏仁各 1.5 克。用水 2 杯，姜 5 片，煎八分，食后服。属于肺阴虚者，亦可选用桔梗杏仁煎：桔梗、杏仁、甘草各 3 克，阿胶、银花、麦冬、百合、夏枯草、连翘各 6 克，贝母 9 克，枳壳 4.5 克，红藤 9 克。用水 500 毫升，煎至 300 毫升，空腹时服。火盛兼渴者，加天花粉 6 克。亦可用保肺汤加党参、黄芪效果亦佳。

根据临床经验，在毒热成痈或溃脓期有条件者可服用犀黄丸 9 克（一次量），配合汤药治疗，效果比较理想。

另外，肺痈患者，往往出现大便带脓，这是排毒外出、减轻肺毒的唯一途径，不可简单地认为是痢疾加以止痢。

治疗肺痈，力求在成痈阶段及时治愈，如果到了溃脓期或肺叶形成空洞不但难于治疗，而且患者有生命危险。

在治疗中配合中西医各种有效疗法、加强护理是必要的，患者能早日恢复健康。

本病初起往往同支气管炎和肺炎相似，辨证容易混淆。但有胸痛、咳痰吐浊的特点，应当引起注意。毒热成痈往往在发病一周以后，根据咳吐脓痰、胸中疼痛、痰浊有味、体温增高、脉数有力，不难辨别为肺痈。

溃脓阶段如果毒盛气实、咳吐脓血、胸中憋满、喘不得卧、脉滑数有力者，必须用葶苈大枣泻肺汤峻攻脓毒，配合犀黄丸治疗，务求毒解热清，不留后患。

对脓多正虚的治疗，于解毒化脓方药中加参芪以补气托毒。但在临床也遇见反而脓痰增加、胸中疼痛者，便可停用参、芪，继进桔梗汤或苇茎汤。

刘渡舟老师讲解：肺痈常用药为：苇根、桃仁、冬瓜仁、薏米、甘草、桔梗、鱼腥草、二花、连翘；常用单方：其一，用鱼腥草30～60克，代茶饮用；其二，用腌芥菜的卤汁饮用，每次250毫升。辨证用药配合应用单方，往往会收到意想不到的效果。

第三篇　痹证

中医学所称的"痹证"，是指人体肌表经络受风、寒、湿邪侵袭后，气血不能畅通，因而致四肢、肌肉、关节发生疼痛、痠楚、重着、麻木等病症。其发病，多为居处低洼、坐卧湿地，或淋雨冒寒，或汗出感受风寒所致。其临床证候，一般分为"湿热痹"与"风寒湿痹"两类，二者均以肢体关节疼痛为主要症状。湿热痹见有发热、汗多、疲乏、烦闷不安等全身症状；风寒湿痹一般无发热、汗多等全身症状。其中以风邪为主者，疼痛游走而无定处，名为"行痹"；以寒邪为主者，疼痛较甚，甚则手足拘挛、屈伸不利，名为"痛痹"；湿邪为主者，痠痛重着有定处，或肌肉麻木不仁，名为"着痹"。

痹证，根据其临床证候，与近代医学的类风湿关节炎、风湿性关节炎、纤维组织炎等疾患颇为相似。本篇以上述疾病为范围，介绍中医学的辨证施治方法。

一、风湿性关节炎

常见于大的关节，如膝、踝、肩和肘关节等，而且常对称性受累，局部有红肿、疼痛、发热和运动受限。风湿性关节炎具有转移性，即原来受害的关节症状消失后，另外的关节迅速被波及。但痊愈后不留痕迹、关节无变形。中医学对本病的辨证与治疗，常从"行痹"与"湿热痹"入手。

1. 行痹

症状：关节疼痛、游走不定，以腕、肘、膝、踝等处为多见，如臂痛游走至肩，或膝痛至踝。初期兼见发热、恶寒，脉浮、苔薄白等表证。

治法：祛风止痛。

方药：

（1）防风汤：防风 9 克，麻黄 12 克，葛根 9 克，杏仁 9 克，甘草 6 克，当归 9 克，赤茯苓 9 克，秦艽 9 克，黄芩 9 克（本方适用于兼表证者）。

（2）豨桐丸：（成药）每服 10～15 丸，每日 2 次。（用于局部红肿、疼痛者）。

2. 湿热痹

症状：关节疼痛，可涉及一个或多个关节，局部红肿、发热、痛不可近，甚则关节不能活动，小便发黄或少，舌苔黄而腻，脉滑数。

治法：清热利湿。

方药：

（1）加减木防己汤：防己 18 克，桂枝 9 克，石膏 18 克，滑石 12 克，白通草 6 克，薏苡仁 9 克。

（2）加味二妙丸：苍术 12 克，黄柏 12 克，防己 9 克，草薢 9 克。

刘渡舟老师讲解：风湿性关节炎的特点是：对称发生在大关节，具转移性（游走），局部红肿发热，为风湿热痹，属于行痹。

（1）痹痛有湿：治以木防己汤、麻杏苡甘汤。若小便不通，大便稀，为脾肾阳虚，恶寒身痛，治以桂枝汤加附子、干姜、黄芪；若大便干，疼痛游走不定，为行痹，风邪偏重者，用加味麻杏苡甘汤，加羌活、防风、秦艽、当归、芍药、桃仁、红花等；局部红肿甚者，加服豨桐丸。

治疗痹证，必须注意调理脏腑气血。

（2）间有寒热：发热，或午后发热，或局部热，有对称性红斑，应疏风清热凉血解毒。关节肿痛者加紫草、丹参；痛甚，用麻黄、石膏、防己、滑石、通草，以利湿清热。

（3）湿热痹和寒湿痹的鉴别：湿热痹：湿热偏盛，突出症状是发热、巩膜黄、小便黄、局部红肿，舌红苔黄腻，脉数，用木防己汤证。

或加味二妙丸：苍术、黄柏各9克，加草薢9克、木瓜6克，或加防己（或苍术、防己），单一味防己亦有效；伴有半身不遂、血虚四肢不利者加重木瓜用量；

亦可用加味防己汤；或以上二方合方，用防己、桂枝、石膏、苍术（或加木通）。湿热痹多以二妙散、三妙散、四妙散为基础方加减。

寒湿闭塞为甚，表现为脉涩，甚至沉微，应注意此非虚证。

（4）除湿汤和羌活胜湿汤治痹证的不同应用：前臂痛用羌活胜湿汤为好；湿胜有肿而痛、小便不利便稀，用除湿汤（羌活、藁本、升麻、柴胡、防风、白术，亦治头痛）较好。

（5）柴胡桂枝干姜汤治痹证的应用：用于肝炎而见放射性臂痛，或搭肩时酸痛，或有心下支结、三角肌痛；关节炎有心下支结者。

（6）桂枝加附子汤治痹证的应用：此方可调和营卫气血、祛风。对四肢末梢麻痛，或有发冷恶寒，四肢麻痛无热象，用桂枝汤加附子12克或川乌6克有良效，血瘀者加桃仁、红花、地龙、山甲。

二、类风湿关节炎

类风湿关节炎是一种原因未明的慢性全身性疾病。导致本病发生的因素为感染、局部创伤、长期受寒湿、长期疲劳和体质虚弱等，类风湿关节炎的主要症状为关节疼痛，最常受累的多为小关节，如颈椎、手指和腕关节等，若疾病进一步发展，则膝、肘、肩及脊椎关节同时受累，关节呈肿痛和局部发热，并有触痛和运动受限。最后可发展为肌肉萎缩和关节畸形固定。中医学对本病的治疗，一般从"痛痹"入手。

症状：关节疼痛较剧，痛有定处不移，得热则减，得寒则重，甚则关节不得屈伸，舌苔白，脉弦紧。

治法：散寒疏风燥湿。

方药：

（1）自拟方：桂枝 4.5 克，威灵仙 9 克，熟附子 6 克，羌活 4.5 克。水煎服。

加减：痛甚者，去附子，加制川乌 6 克；感觉身体笨重者，加木防己、五加皮各 9 克。

（2）小活络丹（成药）：每服 1 丸，一日两次。

（3）追风膏或活血风寒膏（成药）：烘热化开后贴患处。

如果"痛痹"病程日久，关节出现肿大，疼痛加剧，可用桂枝芍药知母汤（桂枝、芍药、知母、白术、炮附子、麻黄、防风、炙草、生姜）。

刘渡舟老师讲解：类风湿关节炎的特点是：小关节肿痛，运动障碍，甚至关节肿大、畸形、肌肉萎缩。

治法：散寒疏风燥湿。多以桂枝 4.5 克、附子 9 克、威灵仙 9 克、羌活 4.5 克，疼痛甚者用乌头易附子，湿气重者（痛亦重者）加防己。可配小活络丹。

如病程日久，或天气变化病情加重，局部发热而无全身热象者，或发寒热，或不明显，或寒热错杂，用桂枝芍药知母汤（干姜、附子、麻黄、防风）。

非湿痰者，用苍术、桂枝、红花、川乌头、当归、甘草；下肢痛者加牛膝、木瓜；上肢痛者加桑枝、丝瓜络。

另，原因不明的腰痛：捶打则痛更甚者，为瘀血性腰痛，治以血府逐瘀汤加减（桃红四物汤、牛膝、寄生、鸡血藤、独活）。

单臂不举而酸痛，为痰湿阻塞经络而致，治以指迷茯苓丸（茯苓、半夏、枳壳、风化硝）。

（按：加针极泉上穴、天宗外穴、肩外陵、曲池，加阻力针法，疗效更佳）。

腰肌劳损：治以青娥丸（补骨脂、胡桃肉、杜仲、菟丝子加寄生、川断）。

三、纤维组织炎

纤维组织炎是一种病因不明的、非化脓性结缔组织炎症，其起病多与受寒湿、疲劳、上呼吸道感染有关。病变部位常见于肌肉的起止端，累及腱膜、深筋膜、肌肉内的纤维组织等。本病起病可缓可急，多在晨起后发现肌肉和关节疼痛和强硬，勉强运动后疼痛消失，休息后又加重，气候变化、寒冷潮湿则加重，温暖干燥则减轻。检查时肌肉关节可能有触痛和肌肉痉挛，但不红肿，无肌肉萎缩或关节畸形、固定。中医学对本病的看法，其症状与"着痹"相似。

症状：肢体关节痛、沉重，痛有定处，不红不肿，肌肉酸疼，皮肤麻木，遇寒则重，遇热则轻，舌苔白腻，脉迟缓。

治法：利湿为主，兼祛风寒。

方药：

（1）**羌活胜湿汤**：羌活12克，独活12克，川芎6克，藁本6克，防风6克，甘草6克，蔓荆子4克，苍术12克，白术12克。

（2）**除湿汤**：羌活9克，藁本6克，升麻6克，柴胡6克，防己6克，苍术9克。

（3）**伤湿止痛膏**（成药）：贴患处，每日一换。

痹证，是以肢体关节、肌肉发生疼痛、痠楚、重着、麻木等为主要症状，与现代医学的风湿性关节炎、类风湿关节炎、纤维组织炎等三种疾患的症状基本相同，无论中医学还是现代医学对本病致病原因的认识一致。

中医学对"痹证"的治疗方法，依据临床表现，一般分为风热痹和风寒湿痹两种，并且认为痹证的成因不是单纯的，所谓"风寒湿三气杂至，合而为痹"。故临床见风邪为主者为"行痹"，寒邪为主者为"痛痹"，湿邪为主者为"着痹"，但处方用药，仍需兼顾。"湿热痹"除感受湿热而引起的关节和肌肉疼痛之外，若感受风寒、寒湿、风湿而引起的痹证，日久不愈，亦能化热，如全身症状有口干、舌红、尿赤、脉数，或局部关节见红肿、疼痛者，亦可以从"湿热痹"治疗。所以本篇所述各病诸方，要随证灵活运用。

针灸疗法对于本病有良好疗效，可以配合口服方药或单独应用。推拿、按摩，对治疗本病亦有帮助。

第四篇　头痛（眩晕）

本篇所介绍的头痛（眩晕）是以临床最常见以头痛（眩晕）为主要症状的一系列病症。除风寒、风热等引起的头痛一般属外感范围外，其他各种头痛多数是内因所引起。至于患者发高热而头痛剧烈、头项强直，且伴有喷射状呕吐等症状，则常为流行性脑脊髓膜炎或乙型脑炎等严重传染病，不能仅以头痛治疗，应按湿热病（传染病）的治疗方法做紧急处理，不在本篇介绍范围。

眩晕一证，常与头痛有密切联系，往往"痛"与"晕"同时出现，不能截然分开，或以痛为主，或以晕为主，或痛、晕相兼，并且眩晕的虚实寒热诸因及治法，与头痛基本相同，所以本篇归纳两病症一并讨论。

临床上出现头痛、眩晕症状的疾病很多，本篇介绍最常见的流行性感冒头痛、高血压头痛、贫血头痛、神经衰弱头痛的辨证施治方法。

一、流行性感冒头痛

流行性感冒是由流感病毒所致，一般在冬春两季多见流行，典型流行性感冒（流感）患者起病很急，有畏寒或寒战，体温迅速升高达 39℃以上，伴有剧烈头痛、全身肌肉疼痛、疲倦、衰弱，甚至虚脱等全身中毒症状和咽干、咽痛、轻咳、吐稀痰、流涕等上呼吸道症状。

本病临床一般分为风寒、风热两种类型，治疗均从头痛着眼，但主要在于帮助机体提高抗病功能，并祛除病毒而达到愈病的目的。

1. 风寒型头痛

症状：流感初起，畏寒头痛连及项背，拘急不适，常喜以巾裹头，畏风寒，口不渴，舌苔白，脉浮弦或浮紧。

治法：温散风寒。

方药：细辛川芎汤：细辛 3 克，川芎 4.5 克，羌活 4.5 克，白芷 6 克，炙甘草 6 克。

2. 风热型头痛

症状：四季散发的流感，头痛眩晕，头痛多见于两侧，甚者头痛如裂，面目发赤，舌尖红，苔薄黄，脉浮数。

治法：疏解风热。

方药：

(1) 加减芎芷石膏汤：川芎 15 克，白芷 9 克，菊花 9 克，薄荷 6 克，连翘 9 克，荆芥 9 克，防风 9 克，羌活 6 克，黄芩 9 克，山栀 6 克，生石膏 30 克。

(2) 放血法：取太阳穴赤脉，用针刺破，挤血如豆大。

流感头痛，不论风寒、风热，一般经过治疗，3～5 日可以告愈。若患者发热、高热持续不退，则应密切注意有无并发症，临床常见的并发症是支气管炎，以咳嗽、喘息为主要症状，治疗可参见前面"咳嗽篇"。

二、高血压头痛

高血压病的主要表现是主动脉血压长期超过 18.7/12.0kPa，头痛是该病患者的主诉症状，头痛轻重程度不一，多为头部经常有紧压感，亦有搏动性或撕裂性疼痛，常位于枕部及颈部，亦可弥散全头。另外，高血压常伴有脑血管硬化，引起眩晕、记忆障碍即暂时性脑功能障碍的血管痉挛。

本病的临床证候一般可分为肝阳型、瘀血型和痰饮型三种，辨证以头痛眩晕为着眼点，治疗从解除头痛眩晕的原因入手。

1. 肝阳型头痛

症状：肝阳上亢，气血上逆，头痛眩晕，烦躁易怒，睡眠不宁，耳闻各种鸣音，面赤，舌红，口苦，脉弦有力。

刘渡舟老师讲解：此为高血压病有热之证。

治法：平肝潜阳。

方药：

（1）天麻钩藤饮：天麻9克，钩藤12克，石决明18克，山栀9克，黄芩9克，川牛膝12克，夜交藤9克，朱茯神9克，杜仲9克，桑寄生9克，益母草9克。

（2）加味三石汤：灵磁石12克，代赭石9克，石决明9克（可用珍珠母代替），菊花9克，夏枯草9克，枸杞子9克，生地9克，川芎6克，天麻5克。

加减法：如舌苔白滑者去生地，苔黄咽干者加黄芩，失眠者加酸枣仁，两足发飘者加牛膝、桑寄生。

（3）头痛简易方：灵磁石12克，代赭石9克，菊花9克，枸杞子9克，夏枯草9克，玉米须30克。

刘渡舟老师讲解：本证有代茶一方，常服有效：夏枯草30克，石决明60克，草决明30克，玄参30克，生白芍30克，共为粗末，每次9克，煎煮代茶饮服。

2. 瘀血型头痛

症状：头痛剧烈、痛如针刺，日轻夜重，或下午发作，痛点常固定，且有健忘，易怒等神经症状，脉沉弦涩，或沉弦有力，舌色紫暗，或舌下青筋色深。

治法：活血化瘀。

方药：加减通窍活血汤：桃仁9克，红花9克，川芎3克，赤芍3克，老葱30克，当归尾5克，牛膝9克，丹参12克，地龙9克。

刘渡舟老师讲解：本方是补阳还五汤去黄芪加丹参、牛膝、老葱而成。

如头痛已减轻而出现半身手足行动不利，甚至瘫痪不用，或偏左侧，或偏右侧，是瘀血引起的经络阻滞，称为半身不遂，治宜补气行瘀，方用补阳还五汤（黄芪、赤芍、川芎、归尾、地龙、桃仁、红花）。

3. 痰湿型头痛

症状：患者体质肥硕，痰湿内盛，头痛发沉，眩晕为甚，头昏眩冒，如在云雾中，并有恶心呕吐等症。脉弦滑，苔白腻而润，舌根部黄腻。

治法：化痰行湿。

方药：

（1）半夏天麻白术汤：半夏10克，天麻6克，白术6克，陈皮6克，茯苓6克，甘草3克，蔓荆子6克，生姜8克，大枣3枚。

（2）泽泻汤：泽泻24克，白术12克，水煎服。

据临床观察，有的患者服药后前胸后背，漐漐汗出，则头目顿觉轻爽。

中医学对高血压病不是机械地用降压药治疗，而是从整体出发，抓住主要矛盾，达到治疗目的。如：高血压患者头晕头痛之后，又见到食欲不振，消化不良，四肢无力，大便稀溏，脉搏软大者，用补中益气汤治疗；如见到腰膝无力，或半身瘫痪，语言不清，小便频数或失禁，足冷畏寒，脉沉尺微者，不是在一派脾肾虚衰症状下仍一味地降压，这是不符合辨证施治原则的。相反，如果把脾肾虚衰问题解决了，相应的高血压随之下降，这在临床上是经常得到验证的。

三、贫血头痛

贫血是一种常见的综合征，当血液中的红细胞数量或血红蛋白含量低于正常值时，即称为贫血。其临床症状一般常见面色苍白、疲乏无力、头晕、耳鸣、眼花、食欲不振、心悸气促、轻度发热、月经失调等。与祖国医学所称的"血虚证"基本相同，与气虚证亦有颇多相似，临床以头痛眩晕表现为主。

1. 血虚头痛眩晕

症状：血虚不润，脑失所养，患者眩晕较重，或头痛偏左，且眉棱骨酸痛，心跳心慌，舌红净而少苔，脉象细软。

治法：补血养脑。

方药：荆穗四物汤：当归20克，白芍9克，熟地9克，川芎9克，荆芥穗15克，何首乌12克。

2. 气虚头痛眩晕

症状：脾胃气虚，清阳不升，眩晕头痛，时轻时重，体倦无力，食欲不振，烦劳则心悸气促，面白神疲，脉软舌淡。

治法：补中益气升清。

方药：

（1）补中益气汤加味：黄芪15克，党参15克，当归10克，白术10克，炙甘草15克，陈皮6克，升麻6克，柴胡12克，川芎10克，蔓荆子10克，菊花10克，少加细辛2克，姜9克，枣6枚为药引。

刘渡舟老师讲解：本方证的辨证要点是："起痛卧安"，即起床活动时疼痛发作或加重；卧睡时，疼痛较轻或消失。

（2）头痛简易方：党参9克，黄芪9克，升麻1.5克，蔓荆子9克，水煎服。

四、神经衰弱头痛

神经衰弱是最常见的一种神经官能症，多发生于青年和中年人。引起这种病的原因是高级神经活动的过度紧张。在疾病发展的整个过程中，头痛、头昏、失眠、易倦和记忆力减退是最突出的症状。患者常诉头痛并闷胀，有时眼花耳鸣、腰酸背痛，此外，还有多种多样的自主神经紊乱的症状，如心慌、气促、食欲不振、胃肠饱满、阳痿、遗精和早泄等。中医学根据本病所表现的头痛、眩晕、失眠、健忘、耳鸣等突出症状，认为其病机与心、肝、肾三脏关系最为密切。刘公将此病分为气郁、肾虚型头痛两种类型。

1. 气郁型头痛

症状：心肝气郁，清阳不升，头痛、眩晕、发胀，伴有胸满、食欲不振、太息，面色青暗，神情抑郁不伸，脉弦或沉，舌苔薄白。

治法：开郁理气疏肝。

方药：加减逍遥散：柴胡 15 克，赤芍 10 克，郁金 10 克，香附 12 克，川芎 10 克，当归 10 克，枳实 6 克，茯苓 10 克，生姜 12 克，薄荷 6 克，甘草 6 克，白蒺藜 10 克，黑山栀 6 克。

2. 肾虚型头痛

症状：头脑空痛，眩晕耳鸣，腰膝无力，男子遗精，女子带下，舌红，脉沉细无力。

治法：养阴补肾。

方药：大补元煎：熟地 15 克，山药 15 克，山萸肉 15 克，枸杞 15 克，当归 15 克，杜仲 15 克，菟丝子 12 克，党参 20 克，炙甘草 6 克。

关于神经衰弱头痛的治疗，主要是充分发挥患者的主观能动性、乐观主义精神和治愈疾病的信心，而药物治疗是第二位的。中医学的治疗方法，或是着重开郁理气，以求调整其高级神经活动功能；或是着重于养阴补肾，以增强患者体质有助于恢复健康。

刘渡舟老师讲解：对于流行性脑脊髓膜炎的头痛，可用中医的"三宝"（即牛黄清心丸、安宫牛黄丸和牛黄抱龙丸），加减千金龙胆汤、龙胆泻肝汤，加用钩藤、紫雪各 0.3～0.9 克（或绿雪、碧雪），青黛 30 克，风化硝 1.5 克，蚕砂 9 克，薄荷 9 克，共研末服用。对大便干、头痛、谵语、舌苔腻者，皆可用此。

头痛（眩晕）是患者的一个自觉症状，临床上极为常见，可以出现于多种急慢性疾病中。本节介绍了流行性感冒头痛、高血压头痛、贫血头痛、神经衰弱头痛等四种疾病的头痛眩晕的辨证施治方法。我们在临床时，遇到头痛眩晕患者，必须进行仔细的分析。辨证明确，用药恰当，才能提高疗效。

头痛辨证表

病　证	证　型	辨证要点
流行性感冒头痛	风寒型头痛	畏寒，脉紧
	风热型头痛	舌赤，苔黄，脉数
高血压头痛	肝阳型头痛	痛晕相兼，脉弦有力
	瘀血型头痛	痛如针刺，痛有定处
	痰湿型头痛	头重眩冒，舌苔血滑
贫血头痛	血虚型眩晕	眉棱骨酸痛、心慌，脉细
	气虚型头痛	食少倦怠，气促脉软
神经衰弱头痛	气郁型头痛	头胀胸闷，神情抑郁
	肾虚型头痛	腰膝无力，带下遗精

第五篇　胃脘痛

　　胃痛，又称胃脘痛，是以胃脘部近心窝处经常发生疼痛为主要症状的一类疾病。本病发生原因有两种：一是因紧张、焦虑、恐惧等强烈感情变化和情绪波动所致，忧思恼怒，气郁伤肝；一是嗜食生冷、饥饱无常或饮食不洁，伤胃而疼痛。胃痛的主要症状为胃脘部疼痛，兼见呕吐、泛酸、嘈杂、形寒、便黑及大便不正常等症。

　　在现代医学中，以胃脘痛为主症的最常见病有：急性胃炎、慢性胃炎、胃和十二指肠溃疡、胃神经官能症等四种。

　　中医按不同人、不同体质、不同病因、不同症状将胃痛分为：气滞、火郁、血瘀、虚寒、伤食、湿热、寒湿等七个类型。下面根据中医辨证论治的特点，将急性胃炎、慢性胃炎、胃和十二指肠溃疡、胃神经官能症等四种常见病进行初步分析归纳，并列出有效的中医治疗方法。

一、急性胃炎

　　急性胃炎一般为饮食不节或食入受污染的食物所致。

　　急性胃炎的主要临床表现为：频繁呕吐和脘腹痛、腹泻，多为突然发作，腹痛为阵发性，有肠鸣音，大便呈稀水样。中医认为这种类型属寒湿胃痛；若见脘腹痞满、大便臭如败卵者，为伤食胃痛；若由沙门菌感染所致的胃炎，症见起病急，先有头痛、发热、腹痛，继有呕吐、腹胀、排脓血样大便则为湿热胃痛。

1. 寒湿胃痛

症状：脘腹胀痛、呕吐、喜温，大便清稀，兼寒热头痛，苔薄白，脉浮。

治法：解表散寒，芳香化浊。

方药：

（1）藿香正气丸：每服1～2丸，每日2次。

（2）周氏回生丹：每服10粒，姜汤送下。

（3）加减藿香正气汤：藿香9克，紫苏6克，茯苓6克，炒白术9克，陈皮6克，厚朴9克，桔梗6克，半夏曲9克，荆芥6克，防风6克，甘草6克，湿困重者，加苍术、木香。

2. 湿热胃痛

症状：胃脘痞满而痛，身热心烦，口渴，腹痛即泻，泻下灼肛、气秽，大便色黄，小便短赤，舌苔黄而厚腻，脉濡滑而数。

治法：清热利湿。

方药：加减葛根芩连汤：葛根6克，黄芩9克，黄连6克，藿香9克，姜半夏9克，厚朴6克，六一散12克（包），木通6克，金银花9克。

3. 伤食胃痛

症状：脘腹痞满，恶食或食欲不佳，腹痛肠鸣，嗳气食臭，嘈杂，大便臭如败卵，舌苔垢浊，脉象滑数或见沉弦。

治法：消食导滞。

方药：

（1）保和丸：每服9克，每日2次。

（2）枳实导滞丸：每服9克，每日2次。

（3）焦三仙：30克，代茶饮。

二、慢性胃炎

慢性胃炎多由急性胃炎发展而来，亦有因精神因素，或因长期服用对胃刺激物（如酒、药物等）导致。所见症状极不一致，肥厚性胃炎与胃溃疡症状极为相似，故可参考胃溃疡部分，此不赘述。

萎缩性胃炎可见身体乏力、胃纳减退、恶心呕吐、上腹钝痛、食后腹胀，体征可见面色苍白、消瘦、舌炎与舌萎缩，证属虚寒型。胃和十二指肠溃疡患者每亦多见此型，当依证辨之，灵活运用。

虚寒胃痛

症状：胃脘隐隐作痛、喜暖、喜按，神疲，身倦，手足不温，舌质淡，脉虚无力。

治法：健脾温胃，散寒止痛。

方药：

（1）温胃止痛汤：党参9克，炒白术15克，高良姜6克，香附9克，肉桂3克。

（2）黄芪建中汤：饴糖30克，桂枝9克，芍药18克，生姜9克，大枣6枚，黄芪5克，炙甘草6克。水煎服。

（3）香砂六君子汤：人参3克，白术6克，茯苓6克，炙甘草3克，陈皮3克，半夏3克，木香2克，砂仁3克，生姜6克。水煎服。

三、胃和十二指肠溃疡

胃和十二指肠溃疡是一种慢性全身性疾患。周期性腹痛，秋冬季发作最多，每天发作有节律性：胃溃疡在饭后1～1.5个小时发作疼痛，十二指肠溃疡在饭后2～4个小时开始疼痛。伴有泛酸、烧心、嗳气，甚至恶心、呕吐，但多无食欲改变。

从病机看本病多属气滞型，还可见到气郁化火的火郁型。特别是胃溃疡合并幽门梗阻时出现饱胀、嗳气、泛酸，尤以食后为甚，呕吐并带有酸腐味、口苦、口干者多属火郁型。当溃疡合并大出血时，可见胃脘刺痛、大便呈黑色，有时可呕血，多为瘀血型。若出血较严重时，必须到医院急诊处理。

1. 气滞胃痛

症状：胃脘胀满、攻痛连胁、按之较舒，嗳气频繁，心烦不畅，可兼见失眠、心悸等症，苔多薄白，脉沉弦。

治法：疏肝理气。

方药：柴胡疏肝汤：柴胡 12 克，芍药 9 克，枳壳 9 克，川芎 9 克，香附 9 克，陈皮 9 克。

加减法：若胃痛甚加沉香、砂仁、元胡、川楝子；若夹食加神曲、谷麦芽；若见嘈杂吞酸加左金丸（吴茱萸、黄连）。

2. 火郁胃痛

症状：此证多由气滞发展而来，气滞甚或日久皆可化火，症见痛势急迫，心烦易怒，泛酸、嘈杂，口干口苦，舌红，苔黄，脉弦数。

治法：疏肝泻热。

方药：

（1）丹栀逍遥丸加左金丸。

（2）加味乌贝散：乌贼骨 30 克，浙贝 6 克，鸡内金 9 克，黄连 6 克，颠茄片 10 片，共为细末，每服 4.5 克，每日 3 次。

3. 血瘀胃痛

症状：痛有定处、拒按，食后痛甚，或见吐血、便黑，甚则舌质带紫，脉涩。

治法：行瘀止血。

方药：

（1）乌及汤：乌贼骨 30 克，白及 9 克，当归 9 克，赤芍 9

克，生蒲黄9克，五灵脂9克，炒白术9克，香附9克。

加减法：失血日久，倦怠少力，唇白舌淡，脉细，加人参、黄芪、白术、炮姜，去五灵脂；虚而有热，舌质光红，脉细数者，加生地、玄参、丹皮，去五灵脂。

（2）三七面：每服30克，每日服2次。

四、胃神经官能症

本病与溃疡病皆为皮质－内脏性疾病，仅系两个不同时期而已。胃神经官能症一般见于壮年与中年，病程多经年累月。症见泛酸、嗳气、厌食、烧心、餐后上腹饱胀、疼痛或呕吐。有的患者以反复发作连续性嗳气为主要表现，有的患者不断吞咽空气（吞气症）以减轻胃脘部症状，此型患者多见神经敏感、情志多变、疑心重等，往往病情与体征不相符，本病多属气滞型，但其他型亦可见，可参考以上疾病。

若呕吐、嗳气甚者，可用：

（1）旋覆代赭汤：旋覆花9克，代赭石6克，生姜15克，半夏9克，人参6克，炙甘草9克，大枣4枚。水煎服。

（2）丁香柿蒂汤：丁香6克，柿蒂9克，人参3克，生姜6克。水煎服。

（3）加减黄连泻心汤：川黄连、山栀子、荆芥、黄芩、连翘、木通、薄荷、牛蒡子各3克，甘草1.5克。用水400毫升，灯心草20根，煎至320毫升，食后服。

以上疾病均按西医诊断、中医辨证分型治疗，力求抓住中西医对疾病认识的共性，突出中医辨证施治的特点。因此，抓住每个疾病的主要表现症状来分析归纳，单就每一个病来讲，只能突出表现中医某一型或某几型，而临床实际情况是变化多样的，因此，必须进行具体分析，灵活综合运用。

胃和十二指肠溃疡多见胃酸增多现象，所以较多用乌贝散，而且效果良好。同时依病情可加减应用：见出血者，加三七粉、白及粉；见火郁者，可加左金丸；若肥厚性胃炎为胃黏膜大面积炎症水肿，当加金银花、连翘等解毒之品；若见幽门梗阻，当加活血祛瘀药物，如桃仁、红花、赤芍之类；若见溃疡大出血，必须配合西医急救，不可固执中医治疗，否则会出现严重后果。

刘渡舟老师讲解：除上述之外，临床常见的还有：

胃寒痛：见脉沉迟缓，以良附丸为基础方。若胃冷痛，腹肌痉挛（甚于胃寒痛），脉沉迟而微，手足凉，苔白者，用大建中汤。

胃热痛：口苦咽干，舌红苔黄腻，大便不干者，用焦山栀、黄连、枳壳（实）、香附；大便干者加大黄；泛酸者加左金丸。

气滞胃痛：肝气郁滞，胃脘胀痛，口苦咽干，泛酸，舌边尖红，苔白，脉弦滑，治以金铃子散。

瘀血胃痛：胃脘刺痛，晚间尤甚，大便黑血，病程较久，用失笑散加香附。

上热下寒胃痛：用泻心汤类。

胃溃疡：属虚寒者，见胃痛恶寒，头痛、呃逆、泛酸，时见烦躁，以吴茱萸汤（重用生姜15克）。

第六篇 水 肿

本篇讲述的水肿病以肾炎水肿为主，兼讲述心脏病的水肿、肝硬化水肿。至于其他原因导致的水肿于兹不述。

一、肾炎水肿

肾炎通常是指肾小球肾炎。本病绝大多数由溶血性链球菌感染人体以后产生的一种变态反应而形成。病变部位：急性肾炎在肾小球与毛细血管袢，肾小管发生肿大、变形等炎性变化。慢性肾炎为双肾弥漫性肾小球病变，肾间质纤维化、肾小管萎缩及肾小球硬化，后期肾皮质变薄、肾脏体积通常变小；其病变发展最终导致肾组织严重破坏，肾小球则呈玻璃样纤维化或萎缩变化，脂肪变性或萎缩纤维化及小动脉的严重损害。

肾炎产生水肿的原因：①全身毛细血管壁渗透性增加，因而由血浆渗入组织间隙的液体增加；②肾小球的滤过量减少而肾小管对钠和水的重吸收增加，因此，体内钠和水潴留。

临床表现：单从水肿这一症状来讲，开始在眼睑部发现，晨起尤为明显，以后逐渐波及面部、阴囊和踝部等处而形成全身水肿，水肿的皮肤苍白，以指按胫部可见凹陷。尿量减少，尿比重增高，尿中含有蛋白质、红细胞和各种管型。

慢性肾炎的兼症较多，其中以顽固性水肿和大量蛋白尿为主要表现。

中医学对本病概括为两大类：即阴性水肿和阳性水肿。从中西医结合的角度出发，阳性水肿与急性肾炎相似；阴水水肿则与慢性肾炎更为接近。兹分述于下：

1. 阳性水肿（急性肾炎）

症状：初起发热、恶风、眼睑头面先肿，以后下移足胫，肿色鲜泽，颈脉（人迎动脉）跳动，时发咳嗽，小便不利，不渴，但能安卧，舌苔白，脉浮。这是风水，或皮水，水邪盛实于表。

治疗：越婢加术汤。

方药：麻黄 10 克，生石膏 40 克，苍术 12 克，生姜 3 片，炙甘草 12 克，红枣 7 枚。

肿甚体实可加浮萍。

刘渡舟老师讲解：治疗水肿，要分虚实、表里、阴阳，总的大法是"开鬼门，洁净府"。"风水"为病，与风邪有关，其症状为：脉浮、骨节及周身疼痛、发热、恶风（寒），且有水肿，其水肿始于上，上眼睑先见浮肿（"皮水"先从下眼睑开始浮肿），如卧蚕状，渐见满脸和全身浮肿。如果夹热，则其皮肤色稍现黄色（但不像黄疸之黄），如无热象则亦无黄色。

上述症状如果见到四肢震颤，小便不利，脉虽浮而无力者，为卫气虚皮下积水，改用防己茯苓汤（防己、茯苓、黄芪、桂枝、炙甘草）治疗。

刘渡舟老师讲解："皮水"为病，卫气先虚，脉浮软无力，即为卫表气虚之证。"皮水"之证，脉浮，按之没指，不恶风（寒），四肢肿甚，亦有出现腹胀者。对于"腹胀"者，要分清是"气胀"还是"皮水"："气胀"按之皮肤无凹陷，皮肤颜色为本色；"皮水"其皮肤按之凹陷，且皮肤颜色鲜活亮泽。用防己茯苓汤之目的在于温补卫气以行皮水。方中黄芪要用 24～30 克，防己用 9 克。

如无表证，阳水里实，通身肿胀，二便不通，气急，憋闷欲死，脉沉按之有力，舌苔黄腻。治疗用濬川散。

濬川散方：煨大黄 30 克，牵牛 30 克，郁李仁 30 克，木香 9 克，芒硝 10 克，甘遂 1.5 克。共研细末，每服 3～6 克，用浓姜汤调服。

亦可用舟车丸，每服 1.5～4.5 克，得快利停服。

刘渡舟老师讲解：症中"脉沉按之有力"，乃"实证"之征也，"舌苔黄腻"为胃气有根，此均为用峻剂攻里之依据。

如果是阳水，表里皆实，有表证也有里证，脉浮沉有力者，则用疏凿饮子双解表里。

疏凿饮子方：川椒目、赤小豆、槟榔、木通、商陆、大腹皮、羌活、茯苓皮、泽泻各 5 克。

上述表里证不严重者或不适于疏凿饮子峻剂患者则用茯苓导水汤治疗。

茯苓导水汤方：茯苓 15 克，泽泻 9 克，桑皮 15 克，木香 6 克，木瓜 9 克，砂仁 6 克，陈皮 9 克，白术 12 克，苏叶 9 克，大腹皮 9 克，麦冬 6 克，槟榔 6 克。

刘渡舟老师讲解：本方出自《太平惠民和剂局方》为表里双解之药力缓和方剂，治疗肝硬化腹水亦常用本方。

2. 阴性水肿（慢性肾炎）

本病多为急性肾炎转归，或患者脾肾气虚，御水无权而致。

症状：肿胀积久不消，小便不利，大便不实，四肢沉困无力，食欲减退，手足发冷，少腹与腰腿酸疼，脊背凉沉发凝，畏恶风寒，咳嗽多涎，乏力神疲，妇女带下淋漓，脉沉或微，舌体胖大，苔水滑。

根据以上症状反映出患者的脾肾阳虚水气不化，但在具体治疗时又有不同。例如：饮食少，四肢无力，腹胀脘闷，大便不实，小便不利，脉沉缓无力的脾阳虚症状突出者，则用加味实脾饮治疗。

加味实脾饮方：党参 12 克，黄芪 12 克，白术 12 克，茯苓 15 克，炙甘草 5 克，干姜 6 克，附子 6 克，草豆蔻 6 克，木香 5 克，槟榔 6 克，厚朴 6 克，木瓜 6 克。

如见到腰酸冷痛，脊背发凝，恶寒喜暖，咳逆作呕，头晕心悸，筋惕肉𥆧，面色黧黑，小便不利者则用真武汤治疗。

真武汤方：附子9克，白术6克，茯苓9克，芍药9克，生姜9克。

本方加桂枝、炙甘草，对心悸头晕甚效。

如果腰以下肿甚，按之凹陷不起，小便不利，腰酸腿软，或足寒，面色黧黑，目欠神采，两尺沉微者，则用《金匮》肾气丸治疗。

《金匮》肾气丸方：附子9克，肉桂9克，熟地24克，山药12克，山萸肉12克，丹皮9克，茯苓9克，泽泻9克。

刘渡舟老师讲解：本证（指《金匮》肾气丸证）若肿甚用济生肾气丸则更为丝丝入扣，济生肾气丸方即《金匮》肾气丸方加车前子、牛膝。

如果是脾肾双虚而两证皆见者则以肾气汤与理中汤交替服用，另外辅以黄芪糯米汤。

黄芪糯米汤方：生黄芪60克，糯米30克，煎汤代茶。

刘渡舟老师讲解：对于本证，脾肾双补，可用肾气丸加黄芪、党参、炒白术，辅以黄芪糯米汤；对于卫阳虚之老年患者，加赤小豆效果更佳，对于体虚而水盛之患者，必须攻补兼施者，可根据病状酌情"数补一攻"。

治疗肾炎水肿，首先要分清是阳水还是阴水。阳水发病急，病程短，邪实正气不虚，属于热实。治以发汗利尿，荡涤水结为主。表实用越婢汤；里实用濬川散或舟车丸；如表里俱实则用疏凿饮子。掌握住表里两纲，又能审为属阳属热，就能解决这一问题。阴水发病较缓，或在急性期以后出现，病程长，正气已衰，肾功能衰减，小便不利，气化不行，故见一系列虚寒症状。治疗以补脾、补肾或脾肾双补为主。脾虚用实脾饮、肾虚用《金匮》肾气丸或真武汤，还可交替使用理中汤、参苓白术散，辅以应用黄芪糯米汤，缓缓图治。

以上虽然是阴水与阳水不同的治疗原则，但临床实践有
"阴水用温补无效，而攻下又恐患者难支"的复杂情况时，当用
"九补一攻"之法，即用九次补药，以后察其有可攻之机，可用
一次攻药。然服攻下药必须初起少少与之，如不胜病，再渐加
剂量，必审其"药与元气相当而无害、逐邪而不伤正"为得法。
其后可"七补一攻"、"五补一攻"，灵活运用。

急性肾炎初起用麻黄的几率较多，慢性肾炎用黄芪的几率
较多。尤其是黄芪，对消肿治疗蛋白尿的效果很理想。

无论是急性肾炎，还是慢性肾炎的水肿，皆应忌食盐咸食
物，坚持淡食，则收效较快。

除上述治疗方法外，选用五苓散、五皮饮、猪苓汤等方亦
见效果。

中医学还非常重视外治法治水肿，且疗效很好，兹予介绍：

（1）水肿外治方：巴豆霜 16 克，轻粉 6 克，硫黄 6 克，研
匀成饼，先用新棉布 1 片敷脐，上敷药饼，外面再用布缚住，
两个小时左右，泻下恶水三五次后去药饼，令饮冷粥泻即止住。
久用形瘦，视体质，如能承受，可隔日用一次。

（2）水肿外治方：田螺 4 个、大蒜 5 瓣、车前子末 9 克，研
制成饼贴脐中，以布缚定，少时尿利。

二、心脏病水肿

各种心脏病，如风湿性心脏病、高血压性心脏病和梅毒性
心脏病等，当到达心力衰竭阶段时，均可出现全身性水肿。

心力衰竭引发的水肿常在身体下垂部分最明显，如腿、脚
等处。初起时可于傍晚时出现，而早晨消失，以后则经常不退，
在临床上能明显觉察水肿之前，液体潴留于体内可先使体重增
加数千克。除水肿外，尚有腹胀、不适感及呼吸困难等症状。

诊断：听诊可见心区杂音，间歇脉，口唇发绀，心跳气

短等。

中医学对心力衰竭引起的水肿，在治法上基本与"阴水"相同。多以桂枝配甘草强心，茯苓配白术利尿，如有瘀血可加桃仁、红花、元胡、郁金等药，往往能改善症状。

总之，必须治愈心脏病才能彻底解决此类水肿问题。

三、肝硬化水肿

本病多见于急性肝炎不愈转为慢性期，肝脏结缔组织增生与收缩，门静脉系统的循环受到影响，因而引起腹水与下肢肿胀。

中医学把这种肝硬化腹水称为"单腹胀"，列入大病之内。辨证方法如下：

单腹胀，叩之"嘭嘭"不实，如鼓皮绷紧，小便不利，无痛，面色苍白，舌苔润或水滑，脉沉。治疗用加减厚朴汤。

加减厚朴汤方：厚朴30克，槟榔30克，白术150克，木香30克，枳壳30克，青皮30克，陈皮30克，甘遂20克，大戟20克。

上药共研粗末，每次6克，加生姜3片、大枣3枚，煎水服。

如果单腹胀右胁或左胁疼痛如锥刺，日轻夜重，脉弦劲，舌紫，则用下瘀血汤。

下瘀血汤方：大黄9克，桃仁20枚，䗪虫20只。共为末，炼蜜和为4丸。以酒煎1丸，顿服。

如果单腹胀，气血双瘀，既胀且痛，而患者体质太差，不胜攻下者，用以下药物治疗：红花、茜草、香橼、佛手、远志、路路通、木瓜、通草、元胡、郁金、薏米、丝瓜、蝼蛄（用量宜轻不宜重）。

如果正气不足而有寒之腹胀，却见一系列虚热症状，用热胀中满分消丸治疗。

寒胀中满分消丸方：党参3克，黄芪9克，当归3克，茯苓6克，厚朴30克，半夏15克，吴茱萸15克，黄连9克，干姜12克，生姜15克，升麻6克，柴胡6克，附子6克，麻黄3克，青皮12克，泽泻9克，毕澄茄6克，草豆蔻6克，益智仁6克，木香3克。

热胀中满分消丸方：砂仁6克，党参3克，白术3克，茯苓6克，炙甘草3克，陈皮9克，半夏15克，知母12克，猪苓3克，泽泻9克，枳壳15克，厚朴30克，黄芩36克，黄连15克，干姜6克，姜黄3克。

上两方药均各为细末，汤浸蒸饼为丸，如梧桐子大。每服100丸，空腹服。

刘渡舟老师讲解：额头黧黑者，用硝石矾石散：芒硝、明矾各1.5～3克，日服两次。肝硬化者以鳖甲煎丸。

刘公治疗肝炎一般用柴胡桂枝干姜汤。痛甚，加茜草、红花、桃仁；有胃、腰痛者加元胡；大便干、苔黄去半夏加瓜蒌30～45克；中满者去大枣加牡蛎；有口苦心烦、心下结大便干者，以大柴胡汤；有烦热失眠，心悸脉弦者，以柴胡加龙牡汤；兼两胁胀闷疼痛，脉弦滑，加小陷胸汤。

若肝炎胸胁刺痛舌红无苔（或少苔），为津液亏损，虽有少阳证亦不用柴胡剂，恐其燥也。而宜甘寒柔肝，用白芍、石斛、沙参、麦冬，养其阴，用川楝子、丹皮、元胡、桃仁（大量）理气化瘀止痛。服后，见舌苔生出，有少阳证者，可用柴胡剂；若无胁痛，而少阳证阴虚者，用姜黄6～9克、橘皮9克、枳壳9克、甘草4.5克。

若肝区痛夜甚，舌红、便干、燥热，用蒌花草汤（全瓜蒌30克、红花9克、甘草6克）与上方交替使用。

若肝炎而影响脾胃，发生心悸等，先治余症，后治其肝。

若肝炎影响肾，或肝痛及腰，宜先治其肾，用仁、油类药，后治其肝。

常见水肿的鉴别诊断表

	心脏病水肿	肾炎水肿	肝硬化水肿	营养不良性水肿
水肿部位	先见于踝部后逐渐上延	先见于眼睑后遍及全身	见于下肢多伴有腹水	先见于下肢后遍及全身
皮肤	可能有发绀	苍白	可有黄疸或蜘蛛痣	粗糙苍白干燥有鳞屑
心脏	扩大，有收缩期和舒张期杂音	多半正常	正常	心尖部和肺动脉瓣区可能有收缩期杂音
肝脏	肿大	不肿大	肝脏缩小或肿大	正常或稍肿大
呼吸	困难	正常	正常	正常
红细胞计数	正常	可能少见	正常或少见	减少
尿检查	可有少量蛋白白细胞或管型	有蛋白细胞和管型	正常	正常
静脉压	升高	正常	正常	正常

第七篇　胸痛

常见的引起胸痛的原因不外胸部疾患和内脏疾患两个方面，这里只讲述内脏疾患中的胸膜炎和心肌梗死引起的胸痛。

一、胸膜炎与胸腔积液胸痛

胸膜炎与胸腔积液多数由于肺部疾患如肺结核、肺炎、肺脓肿、肺栓塞及肺和支气管瘤等延及肺胸膜所致，常见原因是肺结核。

体征：有呼吸运动受限制、呼吸音减弱，胸膜摩擦音，积液常位于腋部，有时可扪及。

症状：起病往往很急，症状轻重不等，最主要的症状是胸痛，呼吸及咳嗽时加剧，有时伴有干咳，起病时有发冷，体温38.5～39℃。因胸痛而使呼吸音急促成浅式呼吸。

中医学对本病归纳为寒、热两型，现将其辨证施治分属于下：

1. 热型胸痛

症状：胸痛连胁，短气，憋气或喘，干呕，发热汗出不恶寒，咳嗽及深呼吸时均能掣及胸痛，甚则不能俯首，端坐仰项，不能平卧。大便或秘，小便赤黄而短，脉弦紧有力，或沉实而滑，发热或之下午明显，头上汗出较多，口中干燥，但饮水不多，舌苔黄腻。

治疗：十枣汤。

方药：大戟1克，芫花1克，甘遂1克，研末备用，先以肥大枣15枚，掰开去核，煎汤300毫升。

服法：在上午十点钟，空腹先服枣汤150毫升，5分钟后再将三种药粉各1克拌枣汤送下，隔日服一次，体实者以4～6剂为度。

治疗结果：据报道，胸水在11天内改善者达96％，在20天内消失者达88％；积液平均消失时间为16天，服药后大便下水或痰涎，症状基本消失，可不必再服此药，糜粥自养。

刘渡舟老师讲解：如果胸膜炎积液不多，胸痛而无咳嗽短气等急性胸膜炎症候，脉滑苔黄者，可用小陷胸汤治疗。

小陷胸汤方：大瓜蒌1个（剪成丝状），黄连9克，半夏9克。

用法：先煎瓜蒌数十分钟，再下其余2药，煎分3服，4小时服1次，每服药后大便泻下黄涎黏沫甚多，病亦减轻或痊愈。

刘渡舟老师讲解：大瓜蒌是指单个重量在200克以上，临床用时，加风化硝6克冲服。

2. 寒型胸痛

寒型胸膜炎又分三种，即实寒、虚寒和虚中夹实。

（1）实寒胸痛

症状：胸痛喘憋，阻碍呼吸，大便干燥，脉沉弦有力，舌苔白腻，如十枣汤，可与热证口中干燥、发热与日晡热、尿黄、汗出、不恶寒，及头上汗出相鉴别。

治疗：三物白散。

方药：桔梗9克，贝母9克，制巴豆3克。

用法：上三药研细末，每次服3克，身体衰弱的服1.8克，先喝热粥1碗，经过1小时，用米饮调和药粉一次服下，药后或吐或利，为应病；不利，进热粥1杯，利过不止，进冷粥1杯。

（2）虚寒胸痛

虚寒性胸膜炎，多在胸膜炎慢性期出现，或经过治疗期以后，老年人与体弱者可见之。

症状：胸痛憋满，咳嗽，咳稀白痰涎，心下有气痞，食欲不振，精神萎靡，四肢发冷，恶寒少气，体倦懒动，大便不实，小便清长，脉沉迟缓，舌苔白滑。

治疗：加味理中汤。

方药：干姜 9 克，白术 9 克，炙草 9 克，党参 9 克，砂仁 6 克，白蔻 6 克，半夏 6 克。

(3) 虚中夹实胸痛

症状：胸痛彻背，不敢深息，咳痰涎或见短气不能平卧，脉弦，或寸微、关尺弦，舌苔白滑。

治疗：瓜蒌薤白半夏厚朴汤。

方药：瓜蒌 30 克（剪成丝先煎），薤白 9 克，半夏 6 克，厚朴 6 克（后入同煎）。

以上讲述的胸膜炎积液伴见的胸痛，首先要辨清是热、是寒、是虚、是实，以及虚中夹实的复杂情况。

热实证是由于渗出的水液留于胸腔阻碍肺气活动以及炎性对胸膜的刺激，这样就产生了胸痛与呼吸不利、咳嗽短气的症状；炎性病变发作，故见发热（日晡热）、汗出或头汗出、不畏寒与口舌干燥的热证。治用十枣汤荡热涤烦效果极佳。

实寒证虽见胸痛憋胀、呼吸不利、喘咳气逆等实证，但无发热汗出、口干等热象，可用三物白散攻下其痰水。

以上胸膜炎积液的实证，有寒热之别，这符合客观实际，至于瓜蒌薤白半夏厚朴汤证是胸阳虚而有痰饮的病变，其证以胸痛彻背、咳唾痰涎及短气不能平卧，寸脉反微、关尺脉弦等特点。治用瓜蒌薤白半夏厚朴汤通阳行气，兼利痰饮。

二、心肌梗死

心肌梗死大多系冠状动脉硬化所致，其机制是由于冠状动脉硬化，血液循行发生障碍，而造成心肌缺血。严重者导致心肌因缺血造成梗塞，形成心肌梗死。

症状：最显著的特征为首先发现胸骨后压榨性剧痛，常放射至两臂，尤其是左臂，亦可能波及整个心前区或上腹部，疼痛可长达数小时，偶尔可达一二天以上，并有面色苍白、皮肤发冷、出虚汗、惶恐不安、心悸、呼吸困难、咳嗽咳痰等症。

心脏体征：

（1）心尖处第一心音减弱或舒张期奔马律；

（2）心包摩擦可在少数病例发现于疾病的第二日或第三日；

（3）各种心律失常，包括心室过早搏动、心室阵发性心动过速、心房颤动及各级心室传导阻滞。

中医学对于心肌梗死胸痛病的认识，属于心阳不足，致使本身的血脉瘀滞，痰饮停留，或下焦的水气乘机上冲。下面具体说明：

1. 心阳虚衰

心阳虚衰，镇水无权，下焦寒水乘虚上冲，表现似心肌梗死的休克症状。

症状：患者发病时感觉从脐腹部有气上冲胸心，胸痛，心跳，面色苍白，甚至上冲咽喉，咽喉窒息，出冷汗，有濒死的恐怖感。脉细数无力或弦细，舌苔薄白。

治疗：桂枝加桂汤，送服黑锡丹6克。

刘渡舟老师讲解：本证属中医"奔豚"，为水气凌心之证，每次"气上冲"一分钟左右即行平息。从脐下上冲者可用苓桂枣甘汤，从心下上冲者用苓桂术甘汤。

2. 血瘀痰阻

自身血脉瘀滞，夹有痰饮滞留。

症状：胸痛如刺（心区明显），呼吸困难，咳嗽咳痰，舌紫，脉涩而迟，或弦迟以涩。

治法：瓜蒌薤白白酒汤。

方药：瓜蒌30克（剪成丝），薤白9克，桂枝9克，元胡9克，桃仁3克，红花3克，苏木3克，半夏9克。

刘渡舟老师讲解：在本方中，桂枝具有下气、行水、通瘀之功。患者气闷者，可于方中加厚朴、陈皮。

据临床经验，这两个方子效果都很好，尤其在西医用硝酸甘油的疗效只能急救而不能防止其复发时，用桂枝加桂汤往往收到意外的效果。

附方：治疗心绞痛方：

（1）参七散：人参、三七，共为细末，每服3克，每日两次。

（2）木金散：木香、郁金，共为细末，每服6克，人参汤送下。

刘渡舟老师讲解：木金散方中应用木香是针对"气胀"症状，郁金是针对"刺痛"症状。临证之时，只要于本证见到"刺痛"，不论如何辨证，都可加用桃仁、红花。

第八篇 带下病

带下病，是指阴道分泌物较正常增多而言。因身体器官的病理变化所引起的带下病，最常见于生殖器官发生感染或肿瘤，其他原因多为身体衰弱、性刺激过多，甚至大便秘结等。凡是能增加局部充血的情况，都可引起带下病。

中医学对本病的看法，认为是脾虚（身体衰弱）、湿热（某些感染）所致，至于白带中夹有血液，且有恶臭者，则认为温毒（肿瘤之类）。

一、身体衰弱型带下病

本证类似中医所称的脾虚带下。

症状：带下色白或淡黄，无臭，如涕如唾，连绵不断，面色㿠白，四肢不温，苔白，脉缓而弱。

治法：健脾益气，升阳除湿。

方药：

（1）完带汤：白术 30 克，山药 30 克，苍术 9 克，党参 6 克，白芍 15 克，陈皮 2 克，黑芥穗 2 克，甘草 3 克，柴胡 2 克，车前子 9 克。

腰痛者，加杜仲、菟丝子；腹痛者加艾叶、香附；患病日久、白带如崩者，需加鹿角霜、巴戟天、乌贼骨。

刘渡舟老师讲解：本证患者多有两手瘆胀，早晨起床后双手握拳有握不拢的感觉。完带汤方中药量有轻有重，如：白术、山药需用 30 克，而陈皮、芥穗用几克即可；内寒重者，可于方中加干姜；患附件炎者，柴胡用 30 克，加蓄且重用；若患者同时月经不调者，加乌贼骨与茜草，二者比例为 4：1，可用于调经止带。

（2）白带丸（河北省正定县县医院验方）：苍术 15 克，黄柏 9 克，泽泻 12 克，山药 15 克，陈皮 9 克，云苓 9 克，甘草 9 克，芡实 15 克，清半夏 9 克。每服 1 丸，每日两次。

本方符合"简、便、廉"的原则，加半夏助燥湿之力。其药力较完带汤、易黄汤有过之而无不及。

二、阴道感染型带下病

本证类似湿热或湿毒带下证，多名为"黄带"或"赤带"。

1. 湿热带下

症状：带下白、黄相兼，稠黏臭秽，粘衣如胶如浆，口干内热，溲赤而痛，甚则阴部瘙痒，脉滑数，苔黄腻。

治法：清热燥湿解毒。

方药：

（1）加味侧柏樗皮丸：樗根皮 60 克，侧柏叶 15 克，黄柏 15 克，黄连 15 克，香附 30 克，白术 30 克，白芷 10 克，白芍 10 克，草薢 15 克，赤茯苓 15 克。上药共为细末，米粥为丸，如梧桐子大，每服 6 克，日 2 次。

（2）易黄汤：山药 30 克，芡实 30 克，黄柏 6 克，车前子 3 克，白果 10 枚。本方适用于湿热较轻兼脾虚者。

刘渡舟老师讲解：香樗的皮、根皮都可入药，但若去湿，樗根皮效果好，樗根皮能杀虫、清湿热。方中芡实功能固肾涩精，健脾祛湿，对于肾炎尿中蛋白总不减者，可用之；又，本证患者小便黄者，加草薢、赤茯苓。

2. 湿毒带下

症状：带下如米泔，或黄绿如脓，或夹血液，且有臭气，阴部瘙痒，小便短赤，口苦咽干，舌红，苔黄，脉数。

治法：解毒清热除湿。

方药：

（1）止带方：猪苓 10 克，茯苓 15 克，车前子 10 克，泽泻 8 克，茵陈 15 克，赤芍 8 克，丹皮 8 克，黄柏 10 克，栀子 6 克，怀牛膝 6 克，金银花 10 克，连翘 6 克。可酌加大黄。

（2）白带外洗方：苦参 30 克，蛇床子 30 克，连翘 15 克，金银花 15 克，黄柏 5 克。煎汤熏洗阴部。

刘渡舟老师讲解：本证多为霉菌性感染，带中"夹血"多表现为血丝；患者如大便干，酌加大黄和土茯苓。外洗用蛇床子、地肤子、苦参、白鲜皮、木槿皮、紫草、枯矾、百部，煎汤熏洗阴部亦有效果，用枯矾、蛇床子研细粉配成坐药纳阴道中，效果亦佳。

三、肿瘤型带下病

本证早期，不易诊断，仅见水样白带，因多见患者身体虚弱，故治法同"脾虚带下"。用完带汤或白带丸。临床常见于 40 岁以上的妇女，若白带如水，或不规则阴道出血时，应该提高警惕，进行妇科检查。

本证晚期，或系子宫肌瘤，或系子宫颈癌，临床表现不但白带多，而且疼痛，带下秽臭，赤白黄绿相杂，身体虚弱。诊断明确后，针对全身虚弱情况，选用归脾汤、补中益气汤或六味地黄丸去山萸肉、泽泻，加牡蛎、龙骨、续断、肉桂、杜仲、白芍、鹿角胶之类。

如患者体质尚可，其证候与湿毒带下病相同者，亦可参照湿毒带下治疗。或一方面补脾益肾，一方面解毒除湿，运用复方图治，争取疗效。

治疗带下病简易方：

（1）向日葵茎（晒干）切成碎片，每次 15 克，水煎服，煎好后放 1 块如红枣大小的红糖。

（2）白鸡冠花 15 克、苍术 4.5 克，水煎服。

（3）枯矾 3 克、蛇床子 6 克，共研成细粉，用醋调和成丸如弹子大，用纱布包，塞入阴道。每天 1 次，用到痊愈为止。

本方法还适用于阴道滴虫所引起的带下病。

刘渡舟老师讲解：白鸡冠花健脾利湿，能治带下病；薏米、赤小豆、黑豆，皆有止带作用。

带下一证，妇女患此者极多，由生理变化引起的白带增多，见于青春期、妊娠期和月经前期，是由于生殖器官充血，使腺体的分泌增加所致。这种情况下的白带，多为黏液性，且无臭气，一般不必治疗。病理性的白带，如身体虚者，白带如涕如唾，绵绵不绝，且有腰酸、倦乏等症；阴道感染者，湿热必重，白带如脓性，稠黏有臭气，兼有阴痒、小便不利等症；肿瘤所致的白带，则带下为脓性，分泌物恶浊秽臭，色呈赤白、黄绿相杂，且有腹痛。中医治带，着重于健脾利湿，佐以解毒消炎，疗效尚满意。唯对因肿瘤所致的带下，则有待进一步探索。

刘渡舟老师讲解：临床上，带下病往往与月经不调同时出现，治疗亦需同步进行，月经不调合并带下病一般用当归芍药散；有寒者，用温经汤。

第九篇　崩漏

崩漏，又名子宫功能性出血，不包括肿瘤出血的一种病证。

月经期时出血淋漓不断者叫做"漏"，大量出血、来势汹汹者叫做"崩"。也有不再经期范围出现以上症状，同样叫做"崩漏"。

崩漏有虚实之分，例如：崩漏下血，少腹胀痛，且在初病时期脉弦有力者，此为实证，千万不能骤用补气涩血药物，应当通因通用，以小剂量桃红四物汤，佐以香附、陈皮、枳壳等药，去瘀生新、调和气血，则血自归经，这符合活瘀止血的方法。

桃红四物汤方：桃仁9克，红花6克，当归15克，熟地15克，川芎8克，赤芍10克。

如果下血较多，周身疲倦，甚则头晕、心慌、少气无力、少腹疼痛，脉沉滑，此为虚证，这时需用补药，如果用归脾汤、补中益气汤，若用药之后还有出血，对此或有人认为是病重药轻，或有人认为加上艾叶炭、阿胶、侧柏叶、棕榈炭才能止血。其实不然，即使这样用了，还是时好时坏，不能除根。根据临床经验，在补养药中稍加一点桃仁、红花、延胡、茜草等活血药（不宜量大，一般3克左右即可），往往能收到较好疗效。因为出血病而见腹痛、脉滑者，反映了血脉中有瘀血未尽，心血不能归经，故加一点活血药即可解决问题。

又，崩漏病由于暴怒或情志不舒，致肝气横逆、气血紊乱，肝不藏血、脾不统血构成此病。多见脉弦而细，脘腹胀满，胁下作痛，少腹发胀，甚或往来寒热、口苦、头眩。治疗用逍遥散和补中益气汤交替服用。

如气郁化火，血热妄行，症见心烦、发热、颊赤、口咽发干，可于逍遥散中加丹皮、焦栀子、丹参、生地等药。

如崩漏日久，气血双虚，则根据虚的情况进行治疗。例如心脾气血两虚，症见心慌、气短、睡眠不佳、四肢无力、面色苍白、脉弱无力，舌淡唇白，则用归脾汤，养心脾补气血，另加铁树叶 9 克或芥穗炭 9 克止血最好。

如食少体倦，四肢无力，动则汗出气喘，脉缓弱而舌质淡属脾虚证，用补中益气汤加山药、莲子、莲房炭，补气以摄血。

如见腰酸腿软，头晕目眩等肝肾虚症状，则用杜仲、续断、巴戟天、山萸肉、山药、枸杞子、菟丝子、鹿角胶、阿胶、熟地、花蕊石、血余炭等药填补精血，以固下焦。

除上述治法、方药外，八珍汤、十全大补汤、人参养荣汤、胶艾四物汤，对崩漏日久，气血不足，冲任不摄者均有较好效果。

至于血崩，多见于 40 岁以上妇女，特别是 50 岁左右更年期妇女最为常见，往往子宫大出血，势如崩冲，出血甚多，腹不痛，脉细弱，甚者晕厥眩冒，额上汗出，四肢不温，证情危急，此种证候必须益气固本，以防血脱，方用固本止崩汤（党参 15 克、熟地 30 克、白术 30 克、当归 15 克、炮姜 6 克、黄芪 10 克）或加减六味回阳饮（党参 30～60 克、黄芪 12～15 克、熟地 15～30 克、附子 6～9 克、炮姜 6～9 克、当归 9 克、阿胶 10 克、仙鹤草 30 克、陈棕炭 12 克）。

有效止漏单方：

（1）灸隐白穴可以止漏。

（2）陈棕炭（旧蓑衣或旧棕棚的旧棕，洗净，煅成炭）15 克，水煎，兑入米醋 1 小匙（约 5 毫升）服之。

刘公曾治 1 例艾迪生病，其症状：面色黧黑，色素沉着，月经不调（曾 3 年无月经），指尖发绀，皮肤易破损而不易愈合。刘公先以当归四逆汤，后施真武汤、温经汤。经治疗之后月经来潮，色素消退，全身轻松。

第十篇 痛经

痛经，是妇科常见病。一般来讲月经时由于子宫黏膜脱落有一点肚子痛，过一两天就好了，不算是痛经。如果在经前、经后或经期少腹疼痛与胀满，甚至不能忍耐者就叫"痛经"。也有很规律性地每月发生少腹疼痛，给患者带来痛苦，影响工作和学习。

刘渡舟老师讲解：痛经者，一般皆有月经不调，治疗痛经，首先需要调经。痛经有"寒""热""虚""瘀"之不同辨证。

一、经前痛经

月经将来先见腹痛，痛得很重且逐渐加剧，然后才来月经，叫经前痛经。

经前痛经有三型，即热、瘀、滞。热，指血热；瘀，指血瘀；滞，指气滞。

刘渡舟老师讲解：经前痛经多属实证，一般在月经来前三天发生疼痛，因热、滞和瘀导致肝及冲、任气血不调而发疼痛。

1. 血热型经前痛经

血虚有热，月经前期，身热口干，烦躁易怒，少腹疼痛，多在两侧，脉弦数，舌红苔薄白。

治疗：加味逍遥散。

方药：柴胡 9 克，赤芍 9 克，丹皮 12 克，山栀 12 克，当归 9 克，茯苓 9 克，白术 9 克，薄荷 3 克，甘草 8 克，生地 9 克。水煎服。

另外配合服用龙胆泻肝片，每服 4 片，每日服两次。

如果热结血瘀，少腹疼痛急迫，大便秘结，小便发黄，脉沉弦有力，舌苔黄腻者，则用加减桃仁承气汤（桃仁、丹皮、冬瓜仁、赤芍、川楝子、青皮）治疗。

刘渡舟老师讲解：此证血热有虚有实。以上加味逍遥散为治血虚证之方，其因肝血不足且气郁，气郁化火，而致血热。血热而不安，往往使月经提前，伴两侧腹痛，亦可见腹胀，此外还兼见胁肋胀闷不舒、太息、发热或往来寒热，治当用柴胡剂和解，以加味逍遥散为治。方中茯苓，有解郁之功，宁心安神，疏肝健脾，除结气；生地补血滋阴，有和血作用。

热结血瘀之实证痛经，痛经时点滴经血，少而不畅。用加减桃仁承气汤，用以散热结、荡瘀血。方中大黄用9克（临床见热瘀证必加大黄）、桃仁9克、冬瓜仁（功能消炎利水清热止痛）18～24克、丹皮凉血活血（如无丹皮可用生蒲黄，既能行血，又能利水），用川楝子意在调肝利气。

2. 血瘀型经前痛经

气血瘀滞型痛经，若把疼痛与胀满的感觉做对比，往往痛比胀重，兼见腰腿疼痛，经来血块淌出以后疼痛减轻，疼痛有的如锥刺、到夜晚更重，脉涩或紧，舌色或兼紫黯。

治疗：琥珀散。

方药：三棱9克，莪术9克，丹皮9克，官桂9克，乌药12克，刘寄奴30克，当归12克，赤芍9克，元胡12克，生地9克。

刘渡舟老师讲解：本证为气血瘀滞之实证，"血凝碍气痛则胀"，辨证要点是痛胀兼见、痛甚于胀。其脉当沉涩或沉紧。琥珀散为攻下逐瘀方，方中三棱、莪术一般用量为4.5～6克，最多用9克，其药性峻烈，止痛效果好于桃仁。本证无明显寒、热，用官桂之目的是针对气滞血瘀、加强行血之功。

歌诀：

血凝碍气痛过胀，
本事琥珀散最良。

棱莪丹桂延乌药，

寄奴当归芍地黄。

另外配合服用益母膏，每次 1 茶匙。

3. 气滞型经前痛经

气滞血瘀的痛经，其胀满比痛重，兼见脘腹痞满不舒，嗳气太息，面青，脉弦。

治疗：加减乌药散。

方药：乌药 12 克，砂仁 6 克，元胡 12 克，木香 9 克，香附 9 克，槟榔 6 克，甘草 6 克。

刘渡舟老师讲解：本方亦治经中痛。方中槟榔，破气下达，行水利湿，善能消胀，即使下肢憋胀用槟榔亦有效果。

歌诀：

加味乌药经前胀，

气滞血凝病因详。

乌药砂仁延胡草，

木香香附与槟榔。

另配合服用逍遥丸，每次 9 克。

二、经后痛经

1. 虚寒型经后痛经

经后腹痛如果因出血过多，或者体质素弱，经来之后血不养肝，发生腹痛，大腹与小腹俱痛，腹肌痉挛，扪之成条索状，疼痛时轻时重，时缓时急，舌苔薄白，脉弦。

治疗：当归建中汤。

方药：当归 12 克，白芍 18 克，炙甘草 6 克，桂枝 9 克，大枣 6 枚，饴糖 30 克。

刘渡舟老师讲解：经后痛经一般发生在月经后二三天内，多属于虚寒。有的患者见脐腹疼痛，腹肌痉挛，疼痛可不持续，但疼痛发作时甚重，触之腹肌挛急或紧张。用当归建中汤补血缓急、平肝健脾。方中当归9克，用以安定气血，当归配川芎为"佛手散"，治死胎服之能下，胎动者服之能安。白芍8克，用以平肝和血、调和肝脾。饴糖30克，用以益气健脾。

若临证见气虚亦重，见自汗、手麻者，可加党参、黄芪，产后腹痛亦可用此；血虚有寒者，手足冷、腹绞痛、视物不明，则用当归生姜羊肉汤。

另外配合服用补中益气丸，每服9克。

2. 内寒型经后痛经

经水来量多，或胞虚受寒，或者患者本身气血虚寒。症见少腹冷痛，喜热畏寒，或兼带下，头眩喜呕等，舌淡苔白，脉弦缓。

治法：温经汤。

方药：当归6克，川芎6克，白芍6克，阿胶6克，丹皮6克，党参9克，桂枝6克，生姜6克，吴茱萸9克，麦冬9克，半夏6克，炙甘草6克。

刘渡舟老师讲解：此为内寒之证，其脉当沉弦，用温经汤功能滋阴养血益气，散寒调经降逆，临床用此方有连服90剂而愈疾者。

3. 外寒型经后痛经

多为气血不虚，风寒客袭胞中而发生痛经。脉弦紧，往往有恶寒、发热症状。

治疗：吴茱萸汤。

方药：吴茱萸6克，干姜6克，防风3克，藁本3克，细辛3克，茯苓3克，木香3克，半夏6克，当归6克，丹皮6克，炙甘草6克，麦冬6克。

刘渡舟老师讲解：本证为外寒乘虚而入，腹痛挛急，腹痛时轻时重。所用吴茱萸汤方用药颇具法度，其中，吴茱萸、干姜温厥阴里寒；防风、藁本、细辛散厥阴风寒，当归、丹皮和血；茯苓、半夏利湿化痰；木香理气止痛；麦冬、炙甘草调和诸药。服此药后，微微见汗，一二剂后待外寒已解，再服用温经汤。

三、行经中痛经

1. 气血虚弱痛经

经期小腹绵绵作痛，月经量少，色淡质薄，神疲乏力，面色蜡黄，食欲不佳等。应益气、补血、止痛。

治法：归脾丸。

方药：白术、当归、白茯苓、黄芪（炒）、龙眼肉、远志、酸枣仁（炒）各9克，木香5克，甘草（炙）3克，人参3克。加生姜6克、大枣4枚。水煎服。

或参芪四物汤。

方药：黄芪35克，党参20克，川芎15克，白芍15克，生地15克，地龙15克，当归15克。

气虚者加党参15克，太子参10克；血瘀者加丹参10克，红花10克，桃仁10克。水煎服。

2. 阳虚内寒痛经

小腹冷痛，月经色淡量少，伴有腰酸腿软，手足不温，大便溏泄等。治宜温经散寒，养血止痛。

治法：温经汤。

方药：吴茱萸、甘草各5克，当归、白芍、桂枝、阿胶、法半夏各10克，川芎、人参、丹皮各9克，麦冬10克，生姜3片，水煎服。

或当归生姜羊肉汤。

方药：当归5克，鲜生姜30克，羊肉500克。小火煨熟，适当加盐，吃肉喝汤。

3. 肝郁气滞痛经

小腹胀痛、乳头触痛、心烦易怒，经量少或行经不畅等。应疏肝理气、化瘀止痛。

治法：当归四逆散。

方药：当归12克，桂枝9克，芍药9克，细辛3克，通草6克，大枣8枚，炙甘草6克。水煎服。

或加服益母草膏。

刘渡舟老师讲解：行经中痛经，或气血虚，或肝气郁，或内寒、外寒，可随证选用相应方药，加味乌药散可用于经中痛属气滞者。

治疗痛经，首先辨清气血的虚实寒热，"不通则痛"，所以痛经实证多而虚证少，实证中又分气滞与血瘀。胀过于痛的归咎于气滞，则用加味乌药散；痛过于胀的归咎于瘀血，则用琥珀散。热与血搏的痛经，其痛急迫，不可忍耐，兼见便秘烦热等症，则用加减桃核承气汤，泻热破结，效果为佳。经后腹痛，多与虚寒相关，如果属于血虚不能养肝，肝脾经脉拘急的，则大小腹俱痛，腹肌痉挛，脉弦细，则用当归建中汤，缓急补血、平肝止痛。

如果经来以后血弱气虚，胞受风寒，少腹疼痛者，则用温经汤主之。正气不虚，风寒客胞，少腹冷痛而恶寒则用吴茱萸汤温散寒邪。

若为痛经急证，一时措药不及，气滞血瘀者，可针刺气海、阴陵泉、三阴交、血海、公孙。属于虚寒的，可灸气海、关元、足三里，然后补以药饵，则事半功倍。

第二部分

刘渡舟治痛真要

说明：1. 此部分文字和方歌为刘渡舟先生所撰原文，传授
　　　　笔者抄录。

　　　2. 为了方便读者，整理书稿时标出了一些方剂的药
　　　　物组成、用量及使用方法，供参考。

第一篇　头痛

　　头为诸阳之会，阳明经在额部，太阳经在枕部，少阳经在颞部，督脉在巅部，此其大概也。阴经不能至头，但是太阴脾经清阳不升，亦可导致头痛；足少阴肾经导致的厥证，发生头痛多危，肾主脑故也；足厥阴肝经为两阴交尽，阴之极也，但中藏相火（亦称雷火）故阴胜则寒水上冲清阳，危及督脉，则见巅痛吐涎；肝之阳亢，阴不潜阳，则见头痛眩晕。可见三阴经亦有头痛，且比三阳经头痛为重。如能掌握三阴三阳头痛以及风、寒、湿、水、痰、饮等病机，治头痛之法毕矣。

　　1. 川芎茶调散方证

　　辨证要点：伤风感冒，头痛流涕，脉浮，苔薄白。

川芎茶调散治风，

头痛喷嚏目恶风，

芎芷薄草羌香细，

荆防痰半①热膏②清。

　　薄荷叶（不见火）240克，川芎、荆芥（去梗）各120克，香附子（炒）250克，细辛去芦30克，防风（去芦）45克，白芷、羌活、甘草（炙）各60克。上药研为细末。每服6克，食后用茶清调下。

　　刘公按：①有痰者加半夏，②有热者加石膏。

　　2. 清震汤方证

　　辨证要点：雷头风病，头痛，耳响如闻雷，头面泛起疙瘩，脉浮弦，苔薄白。

清震汤内药不多，

升麻苍术荷叶克，

头痛耳闻雷声吼，

泛起疙瘩知风邪。

苍术 10 克，升麻 10 克，荷叶 12 克。水煎服。

3. 清空膏方证

辨证要点：风邪上克清阳，头痛眩晕目赤，脉浮数舌红苔薄白。

清空膏用羌防芎，

芩连酒制力方充，

柴胡甘草研细末，

茶调如膏白水冲。

羌活 15 克，川芎 10 克，柴胡 30 克，防风 10 克，黄芩（酒制）10 克，黄连 10 克，甘草 10 克。上药共研细末，茶调如膏，白汤送下。

4. 羌活胜湿汤方证

辨证要点：风湿客上，头痛且重，周身酸沉，舌白，脉濡。

通气太阳肩背痛，

羌独蔓防藁草芎，

风药胜湿通阳气，

治湿寓于疏风中。

羌活、独活（酒洗）、藁本（酒洗）、防风各 9 克，甘草 5 克，川芎（酒洗）3 克，蔓荆子（碎）5 克，生姜 3 片。上（哎）咀，清水 400 毫升，煎至 200 毫升，去渣，食后温服，缓取微似汗。（详见肩臂痛下所列本方）

5. 麻黄附子细辛汤方证

辨证要点：头痛连及齿骨，恶寒脉沉，舌白润。

麻黄附子细辛汤，

少阴阳虚被阴伤，

头痛脉沉恶寒见，

麻黄附子细辛匡。

麻黄 6 克，附子 12 克，细辛 3 克，甘草 6 克。先煮麻黄去
沫，内诸药煎。

6. 川芎天麻汤方证

辨证要点：风夹痰，头痛昏重，欲吐，脉浮滑或弦，苔白。

> 川芎天麻风痰夸，
>
> 欲吐昏重脉浮滑，
>
> 羌芷菊钩蝎归细，
>
> 青州白丸要送下。

天麻 10 克，川芎 10 克，羌活 12 克，白芷 15 克，菊花 15
克，钩藤 15 克，全蝎 10 克，当归 15 克，细辛 3 克。

7. 半夏天麻汤方证

辨证要点：脾虚风痰上克，头痛且晕，呕吐泛恶，脉弦滑
无力。

> 半夏天麻用六君，
>
> 黄芪干姜麦曲均，
>
> 苍术泽柏共成剂，
>
> 脾虚有痰效如神。

法半夏 9 克，天麻 9 克，黄芪（蜜炙）9 克，党参 9 克，苍
术（米泔水炙）、白术（麸炒）各 9 克，茯苓 12 克，陈皮 9 克，
泽泻 12 克，六神曲（麸炒）9 克，麦芽（炒）9 克，黄柏 6 克，
干姜 6 克，炙甘草 6 克，水煎服。

刘公按：痰实头痛治以玉壶散；本方治虚人痰饮头痛甚效。

8. 苓桂术甘汤方证

辨证要点：水气上冲，心脾不能制之头痛，眩晕、胸满、
气冲，脉小紧，筋惕肉瞤，舌胖苔白水滑。

> 苓桂术甘四药奇，
>
> 甘辛温方化水邪，
>
> 桂枝降气茯苓渗，
>
> 温中健脾赖术甘。

茯苓12克，桂枝9克，白术6克，甘草（炙）6克。4味水煎服，以水1200毫升，煮取600毫升，去渣，分温3服。

9. 五苓散方证

辨证要点：水气头痛目胀，眩昏小溲不利，脉弦，舌水滑。

> 五苓散用桂枝术，
> 泽泻猪苓共研服，
> 小溲不利头痛急，
> 水行气降太阳疏。

猪苓12克，泽泻20克，白术12克，茯苓12克，桂枝8克。

捣为散，以白饮和服方6克，日3服，多饮暖水，汗出愈，如法将息。

10. 泽泻汤方证

辨证要点：水饮停于心下，头目眩晕疼痛，舌体胖甚，脉弦。

> 泽泻汤用泽泻术，
> 支饮心下头痛楚，
> 药虽两味休轻视，
> 力专功胜有远谋。

泽泻15克，白术6克。药2味，以水500毫升，煮取300毫升，分温再服。

11. 白薇汤方证

辨证要点：血虚不能养肝，肝风内发，抽搐、头痛或一时晕厥，不省人事，移时始苏，脉细弦，舌淡唇白。

> 白薇汤出本事方，
> 血晕头痛妇人良，
> 白薇当归人参草，
> 补血养肝虚热匡。

白薇30克，当归30克，人参15克，甘草10克。上为粗末。每服 15 克，用水 300 毫升，煎至 150 毫升，去渣热服。

12. 镇肝熄风汤方证

辨证要点：肾水虚不能潜肝阳，发为内风，头痛抽搐，脉弦数舌红。

> 镇肝熄风石决明，
> 首乌菊花与钩藤，
> 生地白芍龟甲蛎，
> 石斛知母与天冬。

生石决明 30 克，生白芍 18 克，大生地 12 克，生牡蛎 12 克，杭菊花 6 克，鲜石斛 12 克，何首乌 12 克，生龟甲 9 克，京知母 6 克，钩藤 6 克，天冬 9 克。水煎服。

13. 镇阴煎方证

辨证要点：肾寒逼阳上浮，头痛面赤，脉沉或浮大，按之如绵，舌淡苔白。

> 镇阴煎用附子姜，
> 肉桂泽泻牛膝方，
> 车前引下龙归海，
> 少加白芍亦何妨！

熟地 30～60 克，牛膝 6 克，炙甘草 3 克，泽泻 4.5 克，肉桂 3～6 克，制附子 3～9 克，生姜 6 克，车前子 5 克。用水 500 毫升煎服。

第二篇　肩背痛

肩背为阳经气血共司之地。肩背痛分虚、实两种，凡风、寒、水、湿、痰饮使气血瘀滞不通作痛者为实证；凡因阳虚而寒、气血不足、三阳经气失于温煦作痛者为虚证。

另外，亦有伤其筋骨、跌打损伤之痛，则为伤科骨科专治之症。

肩背痛多见于中年之后，青年人则甚少见。临证时应分清主症或兼症，治疗时才能有的放矢。如太阳经受寒上肢肩背痛，为表证之一，治疗就不得单以肩背痛为主；单纯之肩背痛，有别于附属证时，方谓之杂病门中的肩背痛。

1. 通气防风汤方证

（李杲羌活胜湿汤）

辨证要点：风湿邪气客于足太阳经，发生肩背痛，脉浮而濡缓，舌苔白。

> **通气太阳肩背痛，**
> **羌独蔓防藁草芎，**
> **风药胜湿通阳气，**
> **治湿寓于疏风中。**

防风、羌活、陈皮、人参、甘草各9克，藁本、青皮各6克，白豆蔻、黄柏各5克，升麻、柴胡、黄芪各9克。上㕮咀，都作一服。用水600毫升，煎至300毫升，空腹时去渣温服。

> **气郁木香陈香附，**
> **气虚升柴参芪同，**
> **血虚当归白芍药，**
> **血瘀姜黄（虚实皆可用）五灵红；**

> 风加灵仙湿二术，
> 研送白丸治痰瘀。

刘公按：风湿加气郁常常作痛者，原方加木香、陈皮、沉香、香附；气虚疼痛者加大升麻、柴胡、黄芪的用量；气虚滞痛，则夜间为甚者，然时止时发，加当归、白芍；血瘀郁痛，则夜痛不止者，加姜黄、五灵脂、红花；如风气郁盛，痛则颈肩强者，加苍、白术；痰风瘀郁者，痛则呕吐、晕眩，以本方送服青州白丸子。

2. 大活络丹方证

辨证要点：风寒外侵、痰饮壅滞三阳经，肩背作痛，脉弦滑，舌苔白滑，其人肥盛，或晨起泛恶吐涎。

> 大活络丹成药方，
> 风寒痰瘀经络壅，
> 竹沥姜汁送一粒，
> 肩背疼痛必见功。

白花蛇、乌梢蛇、威灵仙、两头尖（上俱酒浸）、草乌、天麻（煨）、全蝎（去毒）、何首乌（黑豆水浸）、龟甲（炙）、麻黄、贯众、甘草（炙）、羌活、肉桂、藿香、乌药、黄连、熟地黄、大黄（蒸）、木香、沉香（用心）各 60 克，细辛、赤芍（去油）、没药（去油）、丁香、乳香（去油）、僵蚕、天南星（姜制）、青皮、骨碎补、白豆蔻仁、安息香（酒熬）、附子（制）、黄芩（蒸）、茯苓、香附（酒浸、焙）、玄参、白术各 30 克，防风 75 克，葛根、虎胫骨（炙）、当归各 45 克，血竭 21 克，地龙（炙）、犀角、麝香、松脂各 15 克，牛黄、冰片各 4.5 克，人参 90 克。

此药为蜜丸制剂，每丸重 3 克。口服每服 1 丸，每日两次，温开水或温黄酒送服。忌生冷油腻，忌气恼寒凉。孕妇忌服。

3. 真武汤方证

辨证要点：少阴肾经阳虚不能制水，形成水寒为患，背为阳，阳虚则腧穴不实，水寒控之，发为酸痛。多表现为大面积的肩背作痛，酸沉畏寒，筋惕肉瞤，面色黧黑，或见轻度浮肿，脉沉、舌胖苔白润。

> 真武汤治阳水虚，
> 肩背酸沉痛悠悠，
> 苓术芍姜附子共，
> 扶阳驱寒镇水酋。

茯苓 9 克，芍药 9 克，白术 6 克，生姜 9 克，附子（炮去皮，破 8 片）12 克。上五味，以水 800 毫升，煮取 300 毫升，去渣，温服 100 毫升，每日 3 服。

4. 补中益气加鹿角汤方证

辨证要点：老人或体弱人，中气不足，清阳不振，饮食乏味，周身疲倦，动则气喘。气为阳，虚则不利，八脉中督脉独衰，则肩背作痛，喜人捶打，感觉舒缓。脉软无力，舌嫩苔薄，用补中益气汤扶脾胃之气助其升发，加鹿角，以通达督脉，加速其功。

> 补中益气加鹿角，
> 气虚督衰肩背痛，
> 识得食少气不足，
> 脉软舌嫩即可用，
> 若改鹿角为鹿茸，
> 研末送服力更胜。

黄芪 15 克，人参 15 克，炒白术 10 克，炙甘草 15 克，当归 10 克，陈皮 6 克，升麻 6 克，柴胡 12 克，鹿角 10 克，生姜 9 片，大枣 6 枚。水煎服。

5. 木防己汤方证

辨证要点：湿热胶着，肩背作痛，脉大缓，舌苔腻，目睛带黄色，小溲经常发黄或短涩。

> **木防己汤海桐皮，**
> **滑石石膏杏薏苡，**
> **桂枝通草片姜黄，**
> **清热利湿宣痹气。**

生石膏 30 克，桂枝 18 克，木防己 12 克，海桐皮 9 克，滑石 15 克，薏苡 12 克，姜黄 9 克，杏仁 12 克，生香附 9 克，炙甘草 9 克，苍术 15 克。加水 800 毫升，煎取 600 毫升，去渣再煮，取 400 毫升，分 4 次服。

6. 温胆汤方证

辨证要点：痰热壅滞于足少阳胆经，肩部、胳膊作痛，口苦泛恶，脉弦滑，舌红苔腻，或见头眩晕。

> **温胆汤用青竹茹，**
> **枳实半夏陈橘皮，**
> **茯苓炙草引枣姜，**
> **注入竹沥一汤匙。**

半夏（汤洗 7 次）、竹茹、枳实（麸炒、去瓤）各 60 克，陈皮 90 克，甘草（炙）30 克，茯苓 30 克。上锉为散，每服 12 克，水 300 毫升，加生姜 5 片，大枣 1 枚，煎至 100 毫升，去渣，食前服。

通气防风汤与木防己汤相对，一治寒湿，一治湿热；大活络丹与温胆汤相对，一治风寒留痰饮，一治痰热阻少阳；真武汤与补中益气汤相对，一治阳虚有水，一治气虚督衰。临证选择时必一隅三反。

刘公认为，肩背痛在太阳经部位，治疗应通太阳经之气。宜用通气防风汤（即羌活胜湿汤），药用：羌活、独活、藁本、防风、川芎、甘草。

气滞（气郁）：太阳受风湿，主要影响气分，证见胀痛，脉反见沉，以原方加木香、陈皮、香附（气郁木香陈香附）。

血脉瘀滞：太阳病及血分，证见刺痛，至晚尤重，脉沉迟或细迟有力，加姜黄、五灵脂、红花（血瘀姜黄五灵红）。属于跌打闪挫者，治以七厘散、舒筋活血丹。

气虚：气虚而感受风湿，证见头晕，四肢无力，食少，脉无力。原方加人参、黄芪，稍加升麻、柴胡（气虚升柴芪参同）。兼有背酸痛者，以补中益气汤加鹿角胶。

血虚：血虚而感受风湿者，至晚时发时止，舌红脉芤。原方加当归、白芍（血虚当归白芍药）。

风气盛：痛为偏上，项强。原方加威灵仙。

湿气盛：痛偏于下，两肩沉重而痛，苔白厚。原方加苍白术（风加灵仙湿二术）。

此体表之证亦和内在因素有关，如胖人或有内饮者，可见呕吐、头痛、眩晕等痰湿证，加半夏，甚者送服青州白丸子；少阳痰热者，治以温胆汤；若体虚复感风寒，痰饮壅滞三阳经络者，治以大活络丹。

湿热肩背痛：舌红，苔厚腻，小便黄，脉缓大或沉缓有力。以木防己汤加滑石、通草、片姜黄、络石藤，或酌加少量羌独活。

阳虚有寒：少阴阳虚，水寒客于肩背，其疼痛特点：酸沉发凉，筋惕肉润，面色黧黑，或轻度浮肿，脉沉，苔白润或水滑。以真武汤，附子9～12克。对痛及两臂者亦效。上证兼见心悸气重者，和苓桂术甘汤同用。

胸痛彻背及少阳病放射肩背者，治其主症则兼症去矣。

刘公治疗肩周炎常用方：羌活9克，独活9克，炒防风9～12克，藁本9克，川芎9克，姜黄12克，五灵脂10克，红花9克，元胡15克，炒枣仁30克，炙甘草6克。

瘀血痛甚，加桃仁12克，没药10克，血竭3克（冲）；阳虚加制附子6克，桂枝6克。

第三篇　胁痛诸方

胁属少阳胆经与厥阴肝经，故辨证应以此二经为主，与肺、肾两经有关；肝胆之气多急，急则窜痛；"肝病传脾"导致土不培木，故治肝胆病莫忘治脾。

胁痛的一般病机为气血郁滞与经脉不畅，故治胁痛方药多以疏肝通络为主。至于滋水涵木、补土培木、宣金疏木，以及涤饮决水、温培和解等治法，古人多法并用亦有效。

1. 小柴胡汤方证

辨证要点：胸胁作痛，口苦，目眩，喜呕，太息，往来寒热，默默不欲饮食，脉弦，苔白滑。

> 小柴胡汤治少阳，
> 柴芩夏草参枣姜，
> 去渣重煎切须记，
> 和解法中第一方。

柴胡24克，黄芩9克，人参9克，甘草（炙）6克，半夏（洗）9克，生姜（切）9克，大枣（擘）4枚。上七味，以水1200毫升，煮取600毫升，去渣，再煎，取300毫升，温服100毫升，每日3服。

2. 柴胡桂枝汤方证

辨证要点：胁肋作痛，多处于肝硬化初期，或兼见周身关节痛，亦治心腹卒痛、肝胃不和之病，此方疏肝而和气血，其效极佳。

> 柴胡桂枝药九味，
> 小柴加芍与嫩桂，
> 调和气血解"太少"，
> 亦治心腹痛可贵。

柴胡 12 克，黄芩、人参、芍药、桂枝、生姜各 9 克，甘草 6 克，半夏 9 克，大枣 6 枚。上九味，以水 600 毫升，煮取 300 毫升，温服 100 毫升，每日 3 服。

注："太少"为太阳、少阳两经。此方可防治两经病合并。

3. 逍遥散方证

辨证要点：肝气郁结，血虚脾不和，发热颊赤，胁痛或满闷，善太息，目眩，妇女月经不调，脉弦细或弦软。

> 逍遥散治肝气郁，
> 血虚发热脉弦细，
> 柴苓薄荷芍术草，
> 当归和血胁痛愈。

柴胡 15 克，当归 15 克，白芍 15 克，白术 15 克，茯苓 15 克，生姜 15 克，薄荷 6 克，炙甘草 6 克。水煎服。

加减：

> 肝热本方加丹栀，
> 胸脘气滞增陈皮；
> 郁极太息神默默，
> 抚芎香附少加之；
> 因抑生热吞酸苦，
> 炒连相须淡吴芋；
> 气郁及血胁痛甚，
> 茜草新绛片姜奇。

4. 龙胆泻肝汤方证

辨证要点：肝经湿热相搏，胁痛溲少且黄，阴痛或痒，目赤头痛，耳痛流水，脉弦有力。

> 龙胆泻肝栀芩柴，
> 车前泽泻木通偕，
> 甘草当归生地合，
> 肝经湿热力能排。

龙胆草6克，黄芩9克，山栀子9克，泽泻12克，木通9克，车前子9克，当归8克，生地黄20克，柴胡10克，生甘草6克。水煎服。

5. 柴胡疏肝散方证

辨证要点：肝胆气郁，胁痛脉弦有力，舌质色黯，嗳气太息，不欲饮食，或脘闷、气机不畅。

> 疏肝散用柴胡芍，
> 香附川芎橘枳壳，
> 少佐甘草淡姜楂，
> 疏肝开郁最可靠。

陈皮（醋炒）、柴胡各12克，川芎、枳壳（麸炒）、芍药各9克，甘草（炙）3克，生姜4.5克，山楂9克，香附9克。用水500毫升，煎至200毫升，空腹时服。

6. 枳芎散方证

辨证要点：左胁作痛，肝郁血瘀，脉沉而涩，舌质色黯，服理气药无效，为瘀血轻证者。

> 枳芎散治左胁痛，
> 脉沉迟涩络不通，
> 枳壳抚芎郁金草，
> 散服九克黄酒冲。

枳壳、抚芎、郁金、甘草等份。上为末。每服9克，以黄酒冲服，或用生姜、大枣汤调下。

7. 血府逐瘀汤方证

辨证要点：右胁作痛，瘀血重症，此方治之。

> 血府逐瘀主四物，
> 桃红柴枳甘草入。
> 桔梗开上牛膝下，
> 气行血活病自愈。

当归、生地各9克，桃仁12克，红花9克，枳壳、赤芍各

6克，柴胡3克，甘草3克，桔梗4.5克，川芎4.5克，牛膝10克 。水煎服。

8. 鳖甲煎丸方证

辨证要点：两胁作痛，瘀血郁于肝脏，肝脾肿大，肝硬化而正气不衰，用此丸缓攻。

鳖甲煎丸用硝黄，

柴芩夏将归芍蜣，

桃丹瞿韦葶甘麦，

参朴葳胶鼠蜂房。

空腹服1.5~3克，日三服，化黄酒下。

鳖甲（炙）3.6克，乌扇（炮）0.9克，黄芩0.9克，柴胡1.8克，鼠妇（熬）0.9克，干姜0.9克，大黄0.9克，芍药1.5克，桂枝0.9克，葶苈（熬）0.3克，石韦（去毛）0.9克，厚朴0.9克，牡丹皮（去心）1.5克，瞿麦0.6克，紫葳0.9克，半夏0.3克，人参0.3克，䗪虫（熬）1.5克，阿胶（炙）0.9克，蜂窠（炙）1.2克，赤硝3.6克，蜣螂（熬）1.8克，桃仁0.6克。以上二十三味药，为末，取煅灶下灰一斗，清酒一斛五斗，浸灰，候酒尽一半。着鳖甲于中，煮令泛烂如胶漆，绞取汁，内诸药，煎为丸，如梧子大，空心服7丸，日三服。

刘公按：近世医家用此药一次服9克，变缓攻为峻攻，不合法度也。

9. 枳橘散方证

辨证要点：胁痛每为痰气相结，脉弦滑，苔白，轻症者用此方。

枳橘散用药四味，

枳壳橘皮甘草缀，

片子姜黄效最好，

为散姜汤病自去。

枳壳6克，橘皮6克，片子姜黄6克，甘草3克。水煎服。

10. 控涎丹方证

辨证要点：胁痛，呃逆短气，痛引心下，脉弦紧，舌苔滑腻。体不虚者用此方。

控涎丹主痰水实，

右胁作痛不可支。

大戟芫花甘遂共，（按：刘公原文如此，原方天芫花。）

白芥子研法亦奇。

甘遂（去心）、大戟（去皮）、芫花（熬）、白芥子等份。为末糊丸如梧桐子大。临卧姜汤服 5～10 丸。

刘公按：或用十枣汤亦可，亦有将甘遂、大戟、芫花为末，用枣肉为丸，效果亦佳且不伤正气。大陷胸汤亦可服。

11. 当归芦荟丸方证

辨证要点：肝经火实，胁痛便结，烦躁，舌苔黄，脉壮实有力或弦滑有力。

当归龙荟用四黄，

龙胆芦荟木麝香，

黑栀青黛加姜枣，

一切肝火力能攘。

当归、龙胆草（酒洗）、栀子、黄连、黄柏、黄芩各 30 克，大黄、青黛（水飞）、芦荟各 15 克，木香 7.5 克，麝香 1.5 克，神曲糊丸如梧桐子大，姜汤下每服 20 丸。

12. 左金丸方证

辨证要点：肝火胁痛，吞酸吐苦，脉弦无力，苔白或薄黄，二便不利，不宜用于属虚火者。

左金茱连六一丸，

肝经郁火吐吞酸，

胁痛脉弦但无力，

淡姜汤服可三钱。

黄连 180 克，吴茱萸 30 克。为末，水泛为丸，每服 2～3

克，温开水送服。亦可作汤剂，用量参考原方比例酌定。

13. 小建中汤方证

辨证要点：腹痛心悸，少气，脉结或无力，服柴胡剂无效，为脾虚不能荣肝，是以作痛（肝脾相侮）。

> **小建中汤肝虚痛，**
> **心烦心悸脉或停。**
> **桂枝汤方倍芍药，**
> **再加饴汤缓木横。**

饴糖 30 克，桂枝 9 克，芍药 18 克，生姜 9 克，大枣 6 枚，炙甘草 6 克。水煎取汁，兑入饴糖，文火加热溶化，分两次温服。

14. 吴茱萸汤方证

辨证要点：胁痛，口中多涎，或呕吐，头痛体瘦，饮食减少，脉弦迟。舌白嫩而胖，或夜间心烦。

> **吴萸汤治厥阴寒，**
> **胁痛脉迟呕吐涎。**
> **吴萸生姜人参枣，**
> **温肝和胃散水寒。**

吴茱萸 9 克，人参 9 克，生姜 18 克，大枣 4 枚。上 4 味，以水 500 毫升，煮取 300 毫升，去渣，温服 100 毫升，日服 3 次。

15. 旋覆花汤方证

辨证要点：胸胁闷痛，气不得畅，肺肝两脏相侮，金木不调之证，脉弦胸满，饮热觉松。古人称此病为"肝着"。

> **旋覆花汤用生葱，**
> **覆花新绛有奇功。**
> **肺病及肝气机着，**
> **胁痛先从胸痛行。**

旋覆花 10 克，葱白 30 克，新绛少许。上三味以水 500 毫升，煮取 150 毫升，顿服之。

刘公按："肝着"是肺病及肝，"肾着"是脾病及肾。肺病，用葱白辛散肺气以解肝困，脾病用干姜以解肾围（指用"肾着汤"）。如无新绛，可用茜草 3 克，红花 3 克，当归须 3 克代替。

16. 新方解毒清肝饮方证

辨证要点：胁痛发热，拒按，脉数，肝肿大，发热为间歇性，或有恶寒战栗，发热后继以大汗而热退，颇类发疟，患者消瘦迅速，西医诊为"肝脓疡"，急性者可用此方。

> **解毒清肝用当归，**
> **赤豆双花与丹皮，**
> **草节陈皮芎芍共，**
> **大剂浓煎不需疑。**

刘公按：此方以当归赤豆散为基础，解毒利肝，加双花、甘草节则效更显。丹皮川芎赤芍，活血清热止痛，陈皮利气和胃。

用量举例：当归 18 克，双花 30 克，赤豆 9 克，甘草节 9 克，丹皮 9 克，赤芍 9 克，川芎 6 克，陈皮 6 克。

病重者双花可用至 60 克，当归 30 克。浓煎代茶频频服之更佳。

17. 蒌花草汤方证

辨证要点：右胁作痛，大便秘结，热熬津液成痰，脉弦滑或细，舌红且干，用此方颇效。

> **蒌花草治右胁痛，**
> **大便秘结津液瘀。**
> **一个瓜蒌红花五，**
> **甘草二钱服下灵。**

刘公按：用大瓜蒌 1 个，剪成条煎之，红花只用（五分）（1.5 克），非三钱（15 克）也。

18. 一贯煎方证

辨证要点：胁痛，脉细弦，肝肾阴虚，口干，或低热，头晕，目涩，舌红苔少。

> 一贯煎用当归身，
>
> 沙参麦冬生地均，
>
> 枸杞川芎六味正，
>
> 滋肾柔肝复其阴。

北沙参、麦冬、当归身各9克，生地黄18～30克，枸杞子9～18克，川楝子4.5克。水煎服。

19. 滋水清肝饮方证

辨证要点：同一贯煎证，但滋阴之力为强。

> 滋水清肝归芍柴，
>
> 山栀大枣有心栽，
>
> 六味地黄为基础，
>
> 水不涵木胁痛晐（音 gāi）。

当归9克，白芍9克，栀子9克，大枣6枚，熟地24克，山药12克，山萸肉12克，茯苓9克，泽泻9克，丹皮9克。

刘公按：水不涵木，阴虚木枯之胁痛，除见阴虚症状，或见腰酸腿软，足膝无力，所以说此时若用柴胡剂则祸不旋踵，劫阴故也。

叶天士治阴虚肝脉急之胁痛，每用北沙参、石斛、归须、白芍、木瓜、甘草、茯苓、橘红、鳖血炒柴胡；瘀血在络的胁痛每用归须、淡姜楂、川芎、新绛、片姜黄、郁金、茜草、川椒、红花。以上两方临床皆效。

20. 复元活血汤方证

辨证要点：胁痛，昼轻夜重，或午后发热，或见喘逆，脉短涩而有力。往往得于坠搏后，或大怒气滞血瘀留于胁下。

岔气胁痛可服"通气散"，重者"大活络丹"。

复元活血用红花，

桃仁大黄穿山甲，

柴蒌归草共八味，

活瘀引血效可夸。

（注：蒌，为瓜蒌根，天花粉也。）柴胡 12 克，天花粉 12
克，当归 10 克，红花 8 克，生甘草 5 克，炮山甲 10 克，大黄
（酒浸）18 克，桃仁（酒浸）12 克。

除桃仁外，锉如麻豆大，每服 30 克，水一半，酒一半，同
煎至七分，去渣，大温服之，食前，以利为度，得利痛减，不
尽服。

上述 20 方证用于治疗肝胆两经之病，有寒热、虚实、气
血、痰水等不同。必须加强辨证观念，加以选方，方能奏效。
故对此必须找出其中主要矛盾。

按胁痛一般规律，初病在气，久病在血，气滞血瘀，使脉
络不活，肝脏为之肿大，此其一。

肝病及脾，脾病及肝；肺病及肝，肝病及肺；肾病及肝，肝
病及肾。这是胁痛（肝病）与其他脏病联系的相互影响，此其二。

胁间为腔膜，其中停水积痰，压迫气血，阻塞脉络，发生
疼痛，与肝病本身病变不同，此其三。

各种毒素，使肝胆发炎化脓，因而作痛拒按的，属于另外
一种，也就是特殊性质的胁痛，此其四。

殴仆跌打、从高坠下，使瘀血停留肝脏的，这种胁痛叫做
外伤性胁痛，此其五。

五志之火，尤以怒火爆发导致伤肝作痛，与寒、瘀、水气
客犯肝经而胁痛，寒热不同，互相对照，此其六。

风寒传经之邪，在半表半里之间，使肝胆不和，发为胁痛，
此其七。

此胁痛之中，肝炎为临床所常见。

第四篇　腹痛诸方

腹部属足太阴脾经和足阳明胃经，辨证应以此二经为主。

脾与肝之联系为"木克土"或"土培木"，故治腹痛莫忘治肝。脾属湿土，亲于寒；胃为阳土，亲于燥。二者相反相成，互为表里。火（心肾君相之火）能生土，故脾家寒者，当察君相二火之衰。胃家实之腹痛从燥化，治多用泻；脾家虚之腹痛从湿化，治多用温。然脾统血，气血不和发生腹痛者，当以调和脾之气血为先。

此外，癥瘕积聚、宿食停饮、蛔虫、内痈等，亦可使发生腹痛，必须辨证清楚，治方无误。

1. 桂枝加芍药汤方证

辨证要点：脾家气血不和，腹痛，脉弦细，或腹满时痛，不拒按，苔薄白不黄厚。

> 桂枝加芍用六钱，
>
> 腹满时痛脉细弦。
>
> 调和气血理脾胃，
>
> 须知此证不是寒。

桂枝（去皮）9 克，芍药 18 克，甘草（炙）6 克，大枣（擘）6 枚，生姜（切）9 克。水煎服。

2. 桂枝加大黄汤方证

辨证要点：腹痛且满，便秘，脉有力，舌红苔薄黄，脾家气血不和，胃肠有积滞。

> 桂枝增芍又加黄，
>
> 太阴脾实腹痛强，
>
> 不热不寒不矢气，

病在太阴不在阳。

桂枝（去皮）9 克，大黄 6 克，芍药 18 克，生姜（切）9 克，甘草（炙）6 克，大枣（擘）3 枚。

上六味，以水 700 毫升，煮取 300 毫升，去渣，每次温服 100 毫升，每日 3 服。

刘公按：潮热、汗出、转矢气为阳明胃家实，承气汤主之。今无此而便秘腹痛，为太阴腹痛，故曰"不在阳"。

3. 小建中汤方证

辨证要点：虚劳腹痛，肝脾皆急，发生腹痛，腹肌痉挛，按之如条索，脉弦，重按则软，心烦或悸，面白舌淡。

小建中汤桂倍芍，

饴糖冲化力更饶，

甘以缓急培中土，

滋血平肝脾更调。

饴糖 30 克，桂枝 9 克，芍药 18 克，生姜 9 克，大枣 6 枚，炙甘草 6 克。上六味，以水 700 毫升，煮取 300 毫升，去渣，纳饴，更上微火消解。温服 100 毫升，每日 3 服（现代用法：水煎取汁，兑入饴糖，文火加热溶化，分两次温服）。

按：刘公运用桂枝出神入化，临证不投则已，投则必效。总结其经验大致如下：

桂枝的作用：解肌祛风散寒用其调和营卫，下气健脾疏肝利咽喉，通阳强心调气血，治疗心脏病、胸阳病时常用。

（1）桂枝配麻黄（麻黄汤）：助麻黄发汗散风寒。

一切痹证常用桂枝，如桂枝芍药知母汤、小续命汤、加减木防己汤（加石膏治湿热痹）等均有桂枝。

（2）桂枝配芍药：调和营卫，发汗又止汗。

桂枝用量＝白芍用量：调和营卫（可配姜枣）；

桂枝用量＞白芍用量：发散、祛风、下气；

桂枝用量＜白芍用量：调和脾胃肝，作用向里（如小建中汤)。

(3) 桂枝加附子:祛风、散寒、止痹,治麻痹(主皮肉发麻,辛散开气闭)。既祛外寒,又能回阳固表。

桂枝能通阳气、通血脉、祛风邪,配附子其效更好,可用15~18克白芍、大枣适量,以节制附子之烈性。

(4) 桂枝和白术:祛风湿。

风湿痹证,伴见大便泄泻,重用桂枝;便燥者重用白术;小便不利者加桂枝;大便不利者加白术。

刘公认为,《伤寒论》治痹三法:祛风用桂枝;祛寒用附子;祛湿用白术。

(5) 桂枝和茯苓:下水气,下肝气。

凡气上冲非属热者,选用苓桂术甘汤、苓桂枣甘汤、桂枝加桂汤。

癫眩(气自少腹上冲心口,头目眩黑,小便不利而抽搐),治以五苓散。

头眩晕时苓桂术甘汤加泽泻12~24克。

耳聋、目花、鼻塞、清窍不利属阳虚水气上冲者,皆可以桂枝。

梅核气证以四七汤加桂枝茯苓(可对症用少量肉桂)。

(6) 桂枝和甘草:强心。

治心慌心跳心动过速,叉手自冒心,心悸欲得按。

桂枝用量<甘草用量,甘草用12~18克,不可过多用之,否则缓脾,致桂枝的运用。生水肿或留湿于内。

有烦躁失眠、精神不安时加龙牡;有心阴不足时加麦冬;心区痛,舌有瘀点,脉结代而有力者加桃仁、红花、元胡。

(7) 桂枝和破血药:既制气破血又强心。

桂枝能助活血药(如桃仁、红花、大黄、丹皮等)达到活血祛瘀、调和血脉的作用,如桂枝茯苓丸、桃核承气汤。温经汤中用桂枝配丹皮、当归、川芎、吴茱萸等,可气血双调。

（8）桂枝配补益药：

配黄芪，可增强卫气，使水不留于皮表。如治妇人带下而少有浮肿（非肾炎），用桂、芪、苓、防配合完带汤用；黄芪桂枝五物汤（桂枝汤去甘草加黄芪）；补阳还五汤，治疗血闭（卫气不足之麻木不仁）。

桂枝黄芪和防风、茯苓、甘草等利水药同用，治皮水。

桂枝配人参姜：如新加汤，治气虚血虚之周身痛。

（9）桂枝的禁忌证为：

内有湿热，苔黄腻，小便短赤，服之作呕，甚至呕血者；

内有燥热，便干，小便黄涩，舌红，苔黄干，口渴少津者；

病有阳热证候，如阴虚有热之失眠，心烦躁者。

4. 大建中汤方证

辨证要点：腹痛，脉紧或弦，腹肌条起，如有头足状，不可触近，苔白滑，或呕吐不能饮食。

> **大建中汤治若何？**
> **脾虚寒瘀痛为疴，**
> **腹肌敛聚成头足，**
> **参姜椒饴粥调和。**

蜀椒 6 克，干姜 12 克，人参 6 克。上三味，以水 500 毫升，煮取 300 毫升，去渣，纳饴糖 30 克，微火煮取 200 毫升，分温再服，如一炊顷，可饮粥 200 毫升，后更服，当一日食糜，温覆之。

5. 大乌头煎方证

辨证要点：绕脐作痛，手足厥冷，白汗出（汗味不咸叫"白汗"），脉沉紧，痛不可耐，舌苔白滑而胖大。

> **大乌头煎法超奇，**
> **腹痛肢冷寒绕脐，**
> **汗出味淡恶寒甚，**
> **乌头煎水后加蜜。**

乌头大者 24 克（熬去皮，不㕮咀）以水 500 毫升，煮取 200

毫升，去渣，纳蜜 200 毫升，煎令水气尽，取 300 毫升，强人服 150 毫升，弱人服 100 毫升。不瘥，明日更服，不可一日再服。

6. 理中汤方证

辨证要点：腹满疼痛，泄泻，脉迟舌淡不渴，饮食衰减。

> 理中汤主脾家寒，
> 腹满疼痛泄泻联，
> 识得脉迟舌质淡，
> 参术姜甘为指南。

人参、干姜、甘草（炙）、白术各 9 克

上药切碎。用水 800 毫升，煮取 600 毫升，去渣，每次温服 200 毫升，日 3 服。服汤后，如食顷，饮热粥 200 毫升左右，微自温，勿揭衣被。

心之君火衰者加肉桂；肾之命火衰者加附子。

7. 附子粳米汤方证

辨证要点：腹痛呕吐肠鸣，气逆，胃寒而气冲，脉弦舌淡。

> 附子粳米胃寒虚，
> 寒搏气逆呕痛居，
> 附子温寒下降逆，
> 粳米草枣缓中虚。

附子 12 克（炮），半夏、甘草各 10 克，大枣 10 枚，粳米 15 克。上五味，以水 800 毫升，煮米熟汤成，去渣，温服 100 毫升，日三服。

8. 黄连汤方证

辨证要点：胃热脾虚寒，欲呕吐腹中痛，此方寒热并用，对上热下寒者宜。

> 黄连汤内用黄连，
> 参草姜枣半夏联，
> 桂枝降冲通阳气，
> 上热下寒此方传。

黄连 9 克，甘草（炙）9 克，干姜 9 克，桂枝（去皮）9 克，人参 6 克，半夏（洗）6 克，大枣（擘）12 枚。上 7 味，以水 800 毫升，煮取 500 毫升。去渣，温服，每次 100 毫升昼 3 次，夜 2 次。

9. 麻子仁丸方证

辨证要点：腹痛唇燥，经常便秘，躁烦起急，脉弦数有力，舌红苔薄黄。

> **麻子仁丸小承基，**
> **麻杏二仁加芍奇。**
> **识得脾约源胃燥，**
> **润肠通便脾亦滋。**

麻子仁 500 克，芍药 250 克，枳实 250 克，大黄 500 克，厚朴 250 克，杏仁 250 克。以上为丸剂用量。上六味，蜜和丸，如梧桐子大，饮服 10 丸，日 3 服，渐加，以知为度（现代用法：上药为末，炼蜜为丸，每次 9 克，1～2 次，温开水送服。亦可按原方用量比例酌减，改汤剂煎服）。

10. 大承气汤方证

辨证要点：腹痛绕脐拒按，便秘潮热，谵语汗出，脉实有力。

> **大承气汤阳明实，**
> **腹痛拒按痛绕脐，**
> **燥屎不下便秘甚，**
> **硝黄枳朴峻攻之。**

大黄 12 克，厚朴 15 克，枳实 12 克，芒硝 9 克。水煎服，大黄后下，芒硝溶服。（古法：以水一斗，先煮二物，取五升，去渣，纳大黄，更煮取二升，去渣，纳芒硝，更上微火一、两沸，分温再服。得下，余勿服。）

本方煎煮方法亦应注意，原书是先煮枳、朴，后下大黄，最后下芒硝。因硝、黄煎煮时间短，可以增强泻下作用。

11. 小承气汤方证

辨证要点：大便秘结，胸腹痞满，舌苔黄，脉滑数。

小承气汤朴枳黄，

腹痛便结里实详。

长沙下法分轻重，

妙在同煎切勿忘。

大黄（酒洗）12 克，厚朴（炙，去皮）6 克，枳实（大者，炙）9 克。

上药 3 味，以水 800 毫升，同煮，取 400 毫升，去渣，分 2 次温服。

12. 温脾汤方证

辨证要点：寒邪凝结，腹痛且满，大便不通，脉沉弦，舌苔白。

温脾参附老干姜，

肉桂甘草大枣襄，

或加厚朴能消满，

此方出在千金方。

大黄 15 克，当归 9 克，干姜 9 克，附子 6 克，人参 6 克，芒硝 6 克，甘草 6 克。上 7 味，以水 800 毫升，煮取 300 毫升，分服，一日 3 次。临熟下大黄（现代用法：大黄后下，水煎服）。

13. 备急丹方证

辨证要点：腹痛寒闭，便结，气急，口噤，脉沉有力，急用此方。

备急三物巴豆姜，

加入大黄力更彰。

寒闭便结腹痛甚，

审是脉沉且劲方。

大黄 30 克，干姜 30 克，巴豆 30 克（去皮心，熬，外研如脂）。若中恶客忤，心腹胀满，卒痛如锥刺，气急口噤，停尸卒死者，以暖水若酒，服大豆许 3～4 丸，或不下，捧头起，灌令下咽，须臾当愈；如未愈，更与 3 丸，当腹中鸣，即吐下便愈；若口噤，亦须折齿灌之。

14. 当归生姜羊肉汤方证

辨证要点：腹痛，面色白，脉虚弦，舌唇淡，两目视物模糊，乏力，面容无精彩。

> 当归生姜羊肉汤，
> 脾虚血寒腹痛张，
> 当归羊肉补不足，
> 温寒理气用生姜；
> 寒多增姜呕加橘，
> 祛痰止呕补中方；
> 此证每兼胁痛急，
> 或见少腹痛两旁。

当归 9 克，生姜 15 克，羊肉 50 克。上药以水 800 毫升，煮取 300 毫升，分两次温服。

15. 加味平胃散方证

辨证要点：伤食腹痛，脉滑有力，嗳食臭味，不欲食，或见大便不调，睡卧不安，手心发热，舌苔腻厚。

> 加味平胃用苍术，
> 厚朴陈皮草同途，
> 麦芽神曲焦榔共，
> 体实气充大黄疏，
> 药后食粥养脾胃，
> 防重于治有远谋。

南苍术（炒）9 克，厚朴（姜炒）9 克，焦槟榔 9 克，大黄 6 克，甘草（生）6 克，陈皮、麦芽（炒）、神曲（炒）各 9 克。引用生姜 3 片，水煎服。

16. 秘方化滞丸方证

辨证要点：腹痛，便结，寒热，气滞，一切食水不化之实证。

> 秘方化滞寒热滞，
> 一切气积痛攻方，
> 巴豆蜡制棱莪术，
> 青陈连半木丁香。

南木香（坚实者，不见火）、丁香（去苞，不见火）、青皮（四花者，去瓤）、红橘皮（水浸，去白）、黄连（大者）各7.5克，京三棱（慢火煨）、莪术（慢火煨）各15克，半夏曲（拣白净半夏研末，生姜自然汁和为饼，晒干）7.5克。

上药8味，晒干，和研为细末。用巴豆去壳，滚汤泡，逐一研开，去心膜，以瓦器盛，用好醋浸过一宿，慢火熬至醋干，称18克重，研细，将前药末和入再研令匀。再加乌梅用肉厚者，打碎核，细锉，火焙干，为细末，称15克重，用米醋调略清，慢火熬成膏，和入前药，上统和匀了，用白面24克，水调成糊为丸，如粟米大。每服5~7丸，体强者服10丸，五更空腹时用橘皮汤调下。常服磨滞，不欲通泄，津液咽下；停食饱闷，枳壳汤下；但有所积物，取本汁冷下；因食吐不止，津液咽下即止；食泻不休及霍乱呕吐，俱用冷水下；赤痢，冷甘草汤下；白痢，冷干姜汤下；心动，石菖蒲汤下，赤白痢，冷甘草、干姜汤下；诸气痛，生姜、橘皮汤下；小肠气痛，茴香酒下；妇人血气，当归汤下；若欲宣积，滚姜汤下，仍加丸数，未利再服，利多，饮冷水一口补住。小儿量岁数加减。痞积常服，米饮下，不拘时服。此药得热则行，得冷则止。

17. 桃仁煎方证

辨证要点：腹痛有块，脉沉涩，形瘦皮错，舌紫暗，瘀血内结，成为积聚，此方破之。

> 桃仁煎本破血方，
> 瘀血结块腹痛张，
> 醇醋慢煎余半盏，
> 硝黄虻末拌服康。

桃仁 30 克，大黄 30 克，虻虫 15 克，朴硝 30 克。共研细末，先以醇醋 500 毫升，用砂锅慢火煎至 60 毫升，下药末搅良久，为小丸，前一日不吃晚饭，五更初，温酒送服 3 克，取下，恶物如豆汁、鸡肝；未下，次日再服，见鲜血止药。如无虻虫，可以蓳虫代。

18. 真武汤方证

辨证要点：腹痛脉沉小便不利，四肢沉重或兼见咳呕下利。舌胖苔水滑。此为少阴阳虚而有水寒。

> 真武汤用芍附姜，
> 茯苓白术有奇长。
> 少阴阳虚停寒水，
> 腹疼便少脉沉详。

茯苓 9 克，芍药 9 克，白术 6 克，生姜 9 克，附子（炮去皮，破 8 片）12 克。上五味，以水 800 毫升，煮取 300 毫升，去渣，温服 100 毫升，日三服。

19. 乌梅丸方证

辨证要点：肠中有蛔，腹痛阵发，吐清涎，面生白癣，唇内生白点，或有异嗜，或能食而不充，肌肤为瘦。

> 乌梅丸治蛔虫伤，
> 腹痛阵发吐清浆。
> 梅姜连柏辛椒桂，
> 参附当归十味商。

乌梅 300 枚，细辛 180 克，干姜 300 克，黄连 480 克，当归 120 克，附子（去皮炮）180 克，蜀椒 120 克，桂枝（去皮）、人参、黄柏各 180 克。以苦酒（即醋）渍乌梅一宿，去核，蒸熟，捣成泥；余药研为细末，与乌梅泥和匀，加蜜为丸，如梧桐子大。每服6～9克，日三服。禁生冷、滑物、臭食等。

20. 椒附白通汤方证

辨证要点：足太阴寒湿，舌白滑，甚则灰，脉迟，不食不寐，大便不通，浊阴凝聚，阳伤腹痛，痛甚则厥逆。

椒附白通椒附姜，

葱白胆汁共成方。

寒湿交困阳不运，

腹痛肢厥便秘详。

生附子（炒黑）9克，川椒（炒黑）6克，淡干姜6克，葱白3茎，猪胆汁50毫升（去渣后调入）。上药加水500毫升，煮成200毫升，分2次凉服。

第五篇　心下痛（胃脘痛）

　　胸为阳，腹为阴，心下（胃之上脘）介于胸腹之间，为阴阳各半，为半上半下，与少阳经半表半里相若。故心下痛往往涉及胃脘之阴阳交错、阴阳不相调和之病变，宜多用和法，然不单和之已矣。

　　1. 半夏泻心汤方证

　　辨证要点：胃虚，寒热交杂，瘀积心下，兼夹痰饮，心下作痛，呕逆或吐，脉弦滑，舌苔白。

半夏泻心芩连姜，

参草夏枣七味方，

心下作痛呕吐甚，

和胃方中第一张。

　　半夏9克，黄芩6克，干姜6克，人参6克，炙甘草6克，黄连3克，大枣4枚。水煎服。

　　2. 生姜泻心汤方证

　　辨证要点：心下痞痛，腹中作响，或胃脘凸起如鸡蛋大，干噫食臭，或大便不调，或兼胁下痛，舌红苔白滑，脉弦软。

生姜泻心有芩连，

生干二姜半夏添，

参草大枣复胃气，

辛开苦降水亦蠲。

　　生姜（切）12克，甘草（炙）9克，人参9克，干姜3克，黄芩9克，半夏（洗）9克，黄连3克，大枣（擘）12枚。上八味，以水1000毫升，煮取600毫升，去渣，再煎取450毫升。每次温服150毫升，每日3次。

3. 甘草泻心汤方证

辨证要点：心下痞痛特甚，心烦下利，脉无力，体倦，消化不良，腹中雷鸣。

> 甘草泻心芩连姜，
> 半夏红枣甘草匡，
> 若是虚甚加人参，
> 去渣再煎效更彰。

甘草（炙）12克，黄芩9克，干姜9克，半夏（洗）9克，大枣（擘）12枚，黄连3克。上六味，以水800毫升，煮取600毫升，去渣，再煎取450毫升。温服150毫升，每日3次。

4. 栀子豉汤方证

辨证要点：心下痛，烦恼口苦，脉数，舌尖红绛。

> 栀子豉痛治何为？
> 上脘蕴热烦恼随，
> 山栀香豉解火郁，
> 一升一降法亦奇。

栀子（擘）9克，香豉（绵裹）4克。以水500毫升，先煮栀子，得300毫升，纳豆豉煮取200毫升，去渣，分为2服，温进1服，得吐，止后服。

5. 小半夏加茯苓汤方证

辨证要点：水饮停胃，呕吐目眩，脉弦滑，舌白而水。

> 小半夏汤半与姜，
> 加入茯苓痰水伤。
> 脘痛呕吐脉弦是，
> 目眩心悸小溲详。

半夏18克，生姜15克，茯苓12克。上3味。用水500毫升，煮取200毫升，分2次温服。

6. 甘遂半夏汤方证

辨证要点：心下坚满疼痛，脉沉伏，舌苔白厚滑，其人欲自利，利则痛减满轻，但续又坚满疼痛，为留饮停胃，欲去不去，因势利导，用本方除之。

甘遂半夏五药奇，

甘遂半夏芍甘济；

煎药去渣加蜂蜜，

缓逐留饮使无余。

甘遂（大者）3克，半夏9克，芍药15克，甘草（炙）6克。以水600毫升，煮取200毫升，去渣，以蜜100毫升和药汁，煎取200毫升，顿服之。

刘公按：本方煎药法：甘遂与半夏同煎，芍药与甘草同煎，最后将二汁加蜂蜜合煮，顿饮较为安全。甘草与甘遂相反，今同用相反相成，以去留饮。必须缓之以白蜜，方为有制之师。

仲景用毒药治病，每以白蜜制之，白蜜有制毒作用，如乌头煎之类。

7. 大柴胡汤方证

辨证要点：心下痛急，胀满，郁烦，大便干燥，小便黄，脉弦有力，舌有苔而腻。肝胆之热结于阳明，因在上脘系与少阳，故不用承气而用此方。

大柴胡汤多用姜，

半夏芩芍枳实匡，

大黄红枣柴胡共，

疏肝和胃热解方。

柴胡15克，黄芩9克，芍药9克，半夏9克，生姜15克，枳实9克，大枣4枚，大黄6克。水煎2次至400毫升，去渣至300毫升，再煎，分2次温服。

刘公按：《金匮》："按之心下满痛者，此为实也，当下之宜大柴胡"，可作参考。

龙胆泻肝与大柴胡皆为泻热利肝药，但龙胆泻肝而利膀胱之热，治在太阴、少阴，大柴胡泻肝而除胃脘之热结，治在阳明、少阳。故大柴胡用枳实、大黄，而龙胆泻肝用木通、车前。

8. 瓜蒂散方证

辨证要点：宿食在上脘，心下痛，呕酸嗳腐，脉滑或沉，按之有力，若欲吐不得，用此。

> **瓜蒂炒黄赤小豆，**
> **香豉煮汁送之良。**
> **宿食上脘心下痛，**
> **因势利导吐之康。**

瓜蒂（熬黄）、赤小豆等份。将二药研细末和匀，每服1～3克，用豆豉9克煎汤送服。不吐者，用洁净翎毛探喉取吐；若轻病，直吹鼻中两个黑豆粒大，亦得；当鼻中黄水出即歇。

9. 加味平胃散方证

辨证要点：凡伤食胃脘作痛，不宜吐者用此方消导。

> **加味平胃苍术朴，**
> **陈皮甘草四药足，**
> **面伤神曲与麦芽，**
> **肉伤山楂同莱菔。**

南苍术（炒）9克，厚朴（姜炒）9克，大腹皮（制）9克，甘草（生）3克，陈皮9克，莱菔子（焙）9克，山楂9克，麦芽（炒）12克，神曲（炒）9克。引用生姜3片，水煎服。

10. 良姜止痛饮方证

辨证要点：胃脘因寒作痛，脉迟或沉，舌白而水，逢冷则发，得热而安。

> **良姜止疼药不多，**
> **良姜砂仁柴苏和，**
> **少加炙草吴萸共，**
> **热饮忌冷一服瘥。**

高良姜9克，砂仁6克，柴胡9克，紫苏9克，吴茱萸9克，炙甘草6克。水煎服。

11. 香砂六君子汤方证

辨证要点：胃虚而寒，上脘作痛，时发时止，悠悠而痛，饮食减少或乏味，或消化不良，或作呕，体瘦面白，脉弱舌嫩。

> 香砂六君参术草，
> 茯苓陈砂半香宝，
> 引用生姜三五片，
> 扶虚温胃脾亦调。

人参 6 克，白术 12 克，茯苓 12 克，甘草 6 克，陈皮 6 克，半夏 6 克，砂仁 6 克，木香 6 克，加生姜 9 克。水煎服。

刘公按：此方的"香"有木香与藿香两说，寒痛取攻当以藿香为佳，但不宜多用，因正虚故也。

12. 绀珠正气天香散方证

辨证要点：胃痛，气血不和，攻注所致。或及胸胁，妇人多患此证，且见月经不调。

> 天香散用制香附，
> 橘红干姜乌药苏（叶），
> 调和气血药性温，
> 气行血长痛自除。

香附 24 克，乌药 6 克，陈皮、苏叶、干姜各 3 克。共为细末，每服 3~6 克。

13. 失笑散方证

辨证要点：瘀血胃上脘作痛，如锥刺，夜间尤甚，寸口脉涩，舌紫暗。

> 失笑散用生蒲黄，
> 五灵脂研效最强。
> 活瘀定痛治血法，
> 顿觉心胸获安康。

五灵脂、蒲黄各等份。上药研末，先用酽醋，熬药成膏。每服 6 克，以水 150 毫升，煎至 100 毫升，热服。

14. 分心气饮方证

辨证要点：七情所伤，气滞血结心下作痛，胀满窒塞，脉沉舌暗。

> **分心气饮治七情，**
> **气滞脘间不流行，**
> **正减芷朴通木附，**
> **麦桂青桑槟壳蓬。**

藿香9克，紫苏6克，茯苓6克，半夏曲6克，炒白术6克，桔梗6克，木通6克，广木香9克，香附9克，麦冬6克，肉桂6克，青皮6克，桑皮6克，槟榔6克，蓬莪术6克。水煎服。

按：此方即藿香正气散减白芷、厚朴，加木通、木香、香附、麦冬、肉桂、青皮、桑皮、槟榔、枳壳、蓬莪术。

15. 藿香正气散方证

辨证要点：湿浊困胃，或夹食水内停，胃脘作痛，身重发热酸楚，不欲食，或见呕吐，胸中发痞，脉濡而细，舌苔白厚。

> **藿香正气白芷苏，**
> **甘橘陈苓术朴具，**
> **夏曲腹皮加姜枣，**
> **湿食风寒杂邪闭。**

藿香90克，白芷30克，紫苏30克，茯苓30克，半夏曲60克，白术60克，姜厚朴60克，苦桔梗60克，炙甘草75克。原方为细末，每服6克，水300毫升，姜3片，枣1枚，同煎至100毫升，热服。如欲汗出，衣被盖，再煎并服。

16. 归脾汤方证

辨证要点：思虑伤心脾，心中悸痛，喜按，脉弱面白，无力或减失眠。

> **归脾汤治心脾伤，**
> **心中悸痛得按良，**
> **参术苓草龙眼肉，**

远志枣仁归木香。

白术9克，当归9克，白茯苓9克，黄芪（炒）9克，远志9克，龙眼肉9克，酸枣仁（炒）9克，人参12克，木香6克，炙甘草3克。加生姜2片，大枣3枚，水煎服。

按：此方证应移心痛门内，不属心下痛范围。

17. 苏合香丸方证——中恶心下痛

辨证要点：卒中秽恶，如污浊臭恶气味，以致脘痛，或见昏乱，与神志之病，除问诊得其情，患者面色黑，脉多乱，胸中发闷。

苏合香丸为成方，
辟秽解恶正气匡，
或用红灵先取嚏，
开闭通结赖芳香。

苏合香油（入安息香膏内）30克，安息香（为末，用无灰酒一升熬膏）、沉香、麝香、丁香、白术、青木香、乌犀屑、香附子（炒、去毛）、朱砂（水飞）、诃黎勒（煨、去皮）、白檀香、荜茇各60克，龙脑（研）、熏陆香（另研）各30克上药研为细末和匀，用安息香膏及炼白蜜为丸，如弹子大3克重，以蜡封固。每服半丸至1丸，去蜡壳，温开水送下。

刘公按：红灵丹为开关取嚏法，用药吹入鼻中即嚏出。

18. 五积散方证

辨证要点：内伤生冷，外感风寒，胃脘作痛，脉紧苔白。

五积散以平胃主，
半苓麻桂枳桔取，
归芎芷苓姜与苏，
加减方法在功夫。

白芷、川芎、甘草（炙）、茯苓（去皮）、当归（去芦）、肉桂（去粗皮）、芍药、半夏（汤洗七次）各90克，陈皮（去白）、枳壳（去瓤、炒）、麻黄（去根、节）各180克，苍术

（米泔浸、去皮）720 克，干姜 120 克，桔梗（去芦头）360 克，厚朴（去粗皮）120 克。制法：上除肉桂、枳壳二味余为粗末外，慢火炒令色转，摊冷，次入桂、枳壳末令匀。每服 9 克，水 300 毫升，入生姜 3 片，煎至 100 毫升，去渣，稍热服。

刘公按：表证重者加桂枝；里寒重者改成官桂，阴寒盛者加附子；腹痛呕吐加吴茱萸；有汗者减麻桂；气虚者去枳壳、桔梗加人参、白术；妇人寒邪痛经用艾叶醋煎。

19. 茯苓甘草汤方证

辨证要点：水饮停于心下，心下悸痛，筑筑惕惕，按之鼓手，脉弦或沉，舌苔水滑。

茯苓甘草汤四味，

苓桂姜甘药不费，

水停心下悸痛发，

此证无呕要详记。

茯苓 12 克，桂枝（去皮）12 克，甘草（炙）6 克，生姜（切）18 克。上药以水 500 毫升，煮取 300 毫升，去渣，分 3 次温服。

按：若有呕则为小半夏加茯苓汤证。

第六篇　胸痛诸方

胸为上气海，属阳，肺、心两脏居其中。肺主气，心主血，气血枢机的动力出于胸中。胸痛离不开心肺、气血、寒热、痰水数种原因。其中有病气、病血、气血兼病之异。气虚而寒之胸痛多见；气实成热，或热与水结，成结胸实证，亦多见。

1. 颠倒木金散方证

辨证要点：气血郁滞，心肺为闭，胸痛而满，脉沉而涩，或见弦沉，舌色深暗。

> 颠倒木金气血伤，
> 胸中痛满脉沉详，
> 木香郁金共为末，
> 气郁倍木血倍金；
> 每服二钱老酒下，
> 虚人加参效更彰。

木香、郁金等份。属气郁痛者，倍木香，君之；属血郁痛者，倍郁金，君之。为末，每服 6 克，老酒调下。虚者加人参更效。

2. 小陷胸汤方证

辨证要点：痰热结于胸中作痛，脉滑舌红苔黄，或大便发干，或咳嗽咳痰胶粘。

> 小陷胸汤用瓜蒌，
> 半夏黄连三味求，
> 痰热交结胸中痛，
> 脉滑苔黄即可投。

黄连 6 克，半夏（洗）12 克，瓜蒌（大者）30 克。上药 3

味，以水 800 毫升，先煮瓜蒌取 600 毫升，去渣，再入诸药，煮取 300 毫升，去渣，分 3 次温服。

3. 大陷胸汤方证

辨证要点：痰热互结，胸脘痞闷，按之则痛，成咳痰黄稠，舌苔黄腻，脉滑数。

> 大陷胸汤水结胸，
> 胸痛坚凝便不通，
> 脉沉或紧均有力，
> 舌黄身热可奏功；
> 控涎丹方亦治此，
> 不见热证泻痰雄。

黄连 6 克，半夏（洗）12 克，瓜蒌（大者）30 克。上药 3 味，以水 800 毫升，先煮瓜蒌取 600 毫升，去渣，再入诸药，煮取 300 毫升，去渣，分 3 次温服。

4. 大陷胸丸方证

辨证要点：水热痰滞交结于胸发为疼痛，甚则气不得舒，喘逆挺项如同痉状。舌苔黄腻，脉见数实弦紧有力。病在膈上，治宜缓攻，故丸药胜似汤药。

> 大陷胸汤法最超，
> 捣研葶苈杏仁硝，
> 项强如痉君须记，
> 大黄甘遂蜜丸高。

大黄 250 克，葶苈子（熬）250 克，芒硝 250 克，杏仁 250 克（去皮尖，熬黑）。上药合研，取如弹丸 1 枚（3 克），另捣甘遂末 3 克，白蜜 30 克煮服。

5. 千金苇茎汤方证

辨证要点：胸痛有微热，或兼见咳嗽，脉细弦，舌红苔薄，此证亦见于瘦人，为肺阴虚而脉络瘀滞的胸痛，用辛香药反加重病情。此方治肺痈正虚邪实的胸痛亦有特效。

苇茎汤用苇茎桃，

苡仁瓜瓣共煎熬，

胸痛脉细弦如刃，

活络引血沃枯焦。

苇茎（锉）30 克，薏苡仁 15 克，桃仁（去尖、皮、双仁者）50 枚，瓜瓣 15 克。上 4 味药，咬咀。以水 1000 毫升，先煮苇茎，煮取 600 毫升，去渣，悉纳诸药，煮取 300 毫升，分 2 次服，当吐如脓。

刘公按：千金苇茎汤证胸痛或咳有微热，脉弦细。如以细为阴虚，用滋润药则增其痛；如以弦为气滞，用辛香药则增其痛。何哉？以滋则助瘀，辛香助热故也。本方甘寒而润，苦而滑利，利血脉之瘀，清肺胃之热。使热与瘀同去，其病自解。

临床每以芦根代苇茎，以冬瓜仁代瓜瓣，效亦可观（肝阴虚之胁痛禁用辛香，肺阴虚之胸痛亦然），如见咳嗽痰血，则加藕节、茅根、丹皮、仙鹤草；如属肺脓疡（肺痈）脓痰有味，则用鱼腥草 30 克煎本方药末；如痰多黏滞，咯吐不利，加川贝、瓜蒌霜；如胸痛掣及两胁，脉弦细不变者，加夏枯草、功劳叶、川楝；如兼见不欲食，闻荤腥则泛恶欲吐，口干又不欲饮，可加鲜石斛、北沙参、竹茹、橘络、梨汁、藕汁。

6. 瓜蒌薤白白酒汤方证

辨证要点：胸阳（心肺）被抑，痰水瘀结，发为胸痛，呼吸则痛，或见咳恶短气，寸脉沉，关尺脉弦小紧，舌淡而苔白。

瓜蒌薤白白酒汤，

大个瓜蒌捣成浆，

薤白白酒只三味，

通阳散结豁痰方；

若是心胸痛彻背，

加入半夏效更彰；

呼吸作痛气亦短，

厚朴加之莫要忘；

心阳阻滞加桂枝，

菖蒲佐之效更强；

血瘀脉阻如锥刺，

元胡郁金为擅长；

冠状动脉成瘀滞，

心绞痛兮好商量。

瓜蒌24克，薤白12克，白酒适量。用水600毫升，三味同煮，取300毫升，分温再服。

按：此方治冠状动脉梗阻之心绞痛，即中医之胸痹证，可互参其治疗症状特点。

薤白，味平性温而滑。能滑泄肺肠气结，因其辛温，又有通阳之效。实践证明，能治泄利下重，如《伤寒论》四逆散加薤白；能治胸痹刺痛，肺气喘急，如《金匮》瓜蒌薤白白酒汤。故此药为肺、大肠两经所专用。

瓜蒌薤白白酒汤，瓜蒌润滑以利有形之痰水；薤白辛滑以利无形之气滞；白酒辛通，则气血双行，振奋心肺功能，使痹者行，塞者通，痛亦可愈。

此白酒，一为酒之味淡者——米酒，一为醋也。

第三部分

刘渡舟带教验案精选

第一篇　内科疾病医案

一、外感病及热病

1. 外感发热（病毒性感冒）

赵某某，男，28 岁，为住院患者。

患者患病毒性感冒，发高热持续不退，体温 39.6℃，并与恶寒交替出现，类似疟证。特邀刘老会诊。经仔细询问，夜晚发热更甚，身疼痛无汗，头痛，眩晕，口苦，咽干口渴，呕恶不欲食，胸胁满闷。视其舌红而苔黄，切脉则弦数。刘老辨为邪客少阳之半表半里，正拒邪入而发热，邪进正退则恶寒，正邪分争所以寒热往来而如疟。然口渴、苔黄反映少阳与阳明并病。当和解少阳，兼清阳明之热。

柴胡 16 克，半夏 14 克，党参 6 克，炙甘草 6 克，黄芩 10克，生姜 8 克，大枣 7 枚，桔梗 10 克，枳壳 10 克，连翘 10 克，生石膏 30 克，板蓝根 16 克，玄参 14 克。

服药 3 剂，汗出热退，体温降至 38℃。又服 2 剂，寒热不发，脉静身凉而病愈。

　　　　　病案来源：陈明、刘燕华、李方《刘渡舟验案精选》

按：此少阳与阳明并病，和解少阳，清阳明经热，乃其正治。此用小柴胡原方，以和解少阳之热邪；加石膏、连翘、板蓝根、玄参，消阳明气分热毒；施今墨公曾以桔梗、枳壳、杏仁、薤白作为药对名曰"上下左右"，桔梗、枳壳，一上一下，调理气机，这里用之有"引经之意"，引诸药直达上下里外病所，使之除邪务尽，速愈病而彻底。

2. 伤寒表实

刘某某，男，50岁。

隆冬季节，因工作需要出差外行，途中不慎感受风寒之邪，当晚即发高热，体温达 39.8℃，恶寒甚重，虽覆两床棉被，仍洒淅恶寒，发抖，周身关节无一不痛，无汗，皮肤滚烫而咳嗽不止。视其舌苔薄白，切其脉浮紧有力，此乃太阳伤寒表实之证。治宜辛温发汗，解表散寒。用麻黄汤：

麻黄9克，桂枝6克，杏仁12克，炙甘草3克。

1剂服药后，温覆衣被，须臾，遍身汗出而解。

病案来源：孔祥辉《刘渡舟医案》

按：本案感受风寒，高热、恶寒、无汗、身痛、咳嗽、舌苔薄白、其脉浮紧，一派太阳伤寒表实证。《素问·阴阳应象大论》曰："其在皮者，汗而发之"。明代医家吴鹤皋云："人之伤于寒也，则为病热，故云体若燔炭。治之之法，在表者宜汗之，汗出则寒可得而散矣。"刘公一剂麻黄汤，汗出而解。"知其要者一剂而功，不知其要者贻害无穷"，至理名言也。

3. 伤寒头痛

唐某某，男，75岁。

冬月感寒，头痛发热，鼻流清涕。自服家存羚翘解毒丸，感觉精神甚疲，并且手足发凉。其子恳求刘老诊治。就诊时，见患者精神萎靡不振，懒于言语。切脉未久，则侧头欲睡。握其两手，凉而不温。视其舌则淡嫩而白。切其脉不浮而反沉。脉证所现，此为少阴伤寒之证候。肾阳已虚，老怕伤寒，如再进凉药，必拔肾根，恐生叵测。法当急温少阴，与四逆汤。

附子12克，干姜10克，炙甘草10克。

服1剂，精神转佳。再剂，手足转温而愈。

病案来源：陈明、刘燕华、李方《刘渡舟验案精选》

按：少阴病提纲"少阴之为病，脉微细，但欲寐也"是本案的辨证依据。少阴病心肾虚衰，气血不足，水火偏虚，复感风寒，是主要病因。反映在精神方面，患者终日昏沉萎靡，老想睡觉，但又不能熟睡，即为"但欲寐"。两手六部脉俱见微细不足之象。本案从脉微细，但欲寐二证来看，确诊少阴病无疑。加之四肢不温，用四逆汤急温之，乃丝丝入扣。

整理本案原作者认为："本方能兴奋心脏，升高血压，促进血液循环，并能增强胃肠消化功能。对大汗出，或大吐泻后的四肢厥逆，阳气虚衰垂危之证，极有功效。需要注意的是，本方宜用文火煎 50 分钟之久，以减低附子的毒性。"吴佩衡公善用附子，有每剂用至 500 克的报道，除对证之外，"久煎"亦为其重要法门。

4. 头痛（太阳风寒）

刘某某，男，48 岁。

夏日酷热，夜开电扇，当风取冷，而患发热（39.5℃）与头痛、气喘等症，急送医院治疗。西医听诊肺有啰音，诊断为"感冒继发肺炎"，经用抗炎退热等法，5 日后发热与喘已退，而体温恢复正常。惟头痛甚剧，患者呼天喊地、不能忍耐，须注射盐酸哌替啶方能控制，但止痛时间很短。不得已，邀刘老会诊。切脉浮弦、无汗、苔白、舌润。刘老辨为风寒之邪，伤于太阳之表，太阳经脉不利，其头则痛，所谓不通则痛也。为疏：

荆芥 10 克，防风 10 克，川芎 10 克，羌活 6 克，细辛 3 克，薄荷 3 克，白芷 6 克，清茶 6 克。

此方服至第 2 剂，头痛全止。医院主治医某君指方曰："中草药的止痛作用，比西药盐酸哌替啶为上，值得研究与开发"。

病案来源：陈明、刘燕华、李方《刘渡舟验案精选》

按：刘公运用川芎茶调散临床辨证要点是：伤风感冒，头痛、流涕，打喷嚏恶风，双目见风则流泪，脉浮，苔薄白。此案患者病起当风，经治疗，发热、气喘诸症退后，惟头痛剧烈，诊其脉浮弦、无汗、苔白、舌润，知头痛乃风寒表证未解之故，正是川芎茶调散的适应证。刘公运用此方，有痰加半夏、有热加石膏。

5. 头痛（偏头痛）

李某，男，38 岁，住北京市朝阳区。

患顽固性偏头痛 2 年，久治不愈。经友人介绍，延请刘老诊治。主诉：右侧头痛，常连及前额及眉棱骨。伴无汗恶寒、鼻流清涕、心烦、面赤、头目眩晕、睡眠不佳。诊察之时，见患者颈项转动不利，问之，乃答曰：颈项及后背常有拘急感，头痛甚时拘紧更重。舌淡苔白、脉浮略数，遂辨为寒邪客于太阳经脉，经气不利之候。治当发汗祛邪，通太阳之气。为疏葛根汤：

麻黄 4 克，葛根 18 克，桂枝 12 克，白芍 12 克，炙甘草 6 克，生姜 12 克，大枣 12 枚。

麻黄、葛根两药先煎，去上沫，服药后覆取微汗，避风寒。

3 剂药后，脊背有热感，继而身有小汗出，头痛、项急随之而减。原方再服，至 15 剂，头痛、项急诸症皆愈。

病案来源：陈明、刘燕华、李方《刘渡舟验案精选》

按：本案为太阳病表邪内迫阳明之头痛。正是葛根汤所主的太阳阳明合病，是因为邪郁肌表，内迫阳明，病势偏重于表，其症状既有项背强几几而恶寒、无汗、发热、脉浮紧之表证，又有前额及眉棱骨痛，此虽无自下利的里证，然其疼痛之前额及眉棱骨属阳明经部位。病属表里同病而偏于表寒，凡表里同病之表证急者，当以解表为主，表解头痛亦除。

刘公向来强调六经的实质是经络，临证之际，既重视脏腑辨证，又重视经络辨证。本案使用主太阳阳明合病的葛根汤，除患者整体种种症状外，其中"头痛常连及前额及眉棱骨"亦是其辨为太阳阳明合病之葛根汤证的依据之一。

6. 偏头连面剧痛（三叉神经痛）

陈某某，女，62 岁。

平素性情急躁，遇事易冲动，不能自制。一日因琐事与邻里发生口角，勃然大怒，突然右侧头面拘紧疼痛，不可忍耐。某医院诊断为"三叉神经痛"，服药后疼痛非但不减，反而加剧。就诊时以手托颊、蹙眉呻吟不已、心烦、口苦、口渴、便干、溲黄、口颊发麻、流涎。血压 18.0/12.7kPa（135/95mmHg）、舌红、苔黄中腻、脉弦滑。此乃胆胃两经之火上攻之证，急清解阳明、少阳两经火热。疏方：

（1）柴胡12克，连翘10克，夏枯草15克，丹皮10克，龙胆草10克，白芍15克，葛根10克，栀子10克，生甘草6克，板蓝根15克，黄芩10克，天花粉12克。7剂。

（2）黄芩8克，黄连8克，黄柏8克，栀子8克。7剂。

两方交替服用。

药后疼痛霍然而止，自觉心中畅快、血压降至 16.0/10.7kPa（120/80mmHg），偶见口角发麻。转方用小柴胡汤加羚羊角粉1.8克（冲服）、钩藤15克，清胆利肝，熄风解痉，病愈。

病案来源：陈明、刘燕华、李方《刘渡舟验案精选》

按：三叉神经乃是指眼部、上颌以及下颌的神经痛。三叉神经痛是神经系统疼痛性疾病中疼痛程度最剧烈的疾病，国际疼痛学会研究发现：三叉神经周围微血管病变、淤堵，压迫并损伤三叉神经纤维及核团所致的奇痛顽症。引起三叉神经痛的原因其触发点位置、大小各不相同，大多分在嘴唇、鼻翼、脸颊、口角、舌头和眼睛等处。三叉神经疼痛常反复发作、很难彻底治愈，主要是因为一般药物很难解除神经压迫、实现神经修复。

在中医古籍中所记载"首风"、"头风"以及"脑风"等，属于头痛、面痛以及偏头痛等范畴，类似三叉神经痛。认为是脏腑失调、气血不畅、三阳经筋受邪，风、火、痰、毒侵袭，致耳面经络不通所造成。情绪的恼怒和郁闷及气候变化，是三叉神经痛的易发因素；或被风吹着，或是乍热乍寒，都可使疼痛加剧。刘公辨本案为"胆胃两经之火上攻之证","清解阳明、少阳两经火热"为治,以清理肝胆三焦、凉血解毒及疏肝熄风解痉之方,取得良效。

7. 头痛 (阳虚水泛)

李某某,男,32 岁,司机。

患头痛病,每在夜晚发作,疼痛剧烈,必以拳击头部始能缓解,或服用止痛片。问起病原因,他说:夏天开车,因天气炎热,常在休息时痛饮冰镇汽水或啤酒,每日无间,至秋即觉头痛。问除头痛外,尚有何不适? 答:两目视物常眼花缭乱。望其面色黧黑,舌质淡嫩、苔水滑,脉沉弦而缓。此阳虚水泛,浊阴上窜,清阳被蒙则眩,阴阳相争故头痛。为疏:

附子 12 克,生姜 12 克,茯苓 1 克,白术 9 克,炙甘草 6 克,白芍 9 克,桂枝 6 克。

服 6 剂,头痛大减。继服苓桂术甘汤 4 剂,巩固疗效而痊愈。

病案来源:刘渡舟《通俗伤寒论》

按:本案头痛起于恣意饮冷,使脾阳受伤,脾阳伤则不能运化之而生水湿于内。"每在夜晚发作,疼痛剧烈",《素问》言"日西而阳气已虚",《灵枢》说"夫卫气昼日常行于阳,夜行于阴,故阳气尽则卧,阴气尽则寤"、"夜半而阴隆,为重阴",《素问》指出"阳气者,一日而主外,平旦人气生;日中而阳气隆;日西而阳气已虚,气门乃闭。是故暮而收拒,无扰筋骨,无见雾露,反此三时,形乃困薄"。人体阳气白昼主要保护外部,天亮阳气始活跃于体表,正午最盛,傍晚体表阳气始衰,此时应减少活动,避免寒湿之气侵袭"。酉时(17~19 点)肾经值令,此时大自然阴气渐长、阳气渐消,晚 10 点半时阳气更弱,阴气更盛,故入夜"头痛剧烈",是肾阳不足、阳虚水泛、"寒湿之气的侵袭"之故。

真武汤具有温阳利水之功,主治脾肾阳虚,水气内停证。

刘公在本案中用以治疗阳虚水泛治头痛，温脾肾、化利水湿、协调阴阳，头痛自然而愈。

8. 房后伤风

王某某，男，25 岁。

患者身材高大，体魄雄伟。夏季某日与妻子同房后，因觉燥热而置两腿于窗户之上，迎风取爽。几天后，左腿疼痛，左小腿拘挛而屈伸不利。针、药屡治不效。脉弦迟，舌苔水滑。

桂枝 18 克，附子 12 克，白芍 9 克，大枣 7 枚，生姜 9 克，炙甘草 6 克，木瓜 9 克，独活 6 克。

服药 2 剂后，痛止腿伸而愈。

病案来源：孔祥辉《刘渡舟医案》

按：《伤寒论》云"太阳病，发汗，遂漏不止，其人恶风，小便难，四肢微急，难以屈伸者，桂枝加附子汤主之。"本条系发汗太过，既伤阴又伤阳，汗出过多亡阴，无尿可排，故小便难；其阳不能温煦四肢，其阴不濡润筋脉，筋脉失养则见四肢微急、难以屈伸。桂枝加附子汤主要作用，在于扶阳固表，兼摄阴液。用桂枝调和营卫以解外，加附子温经扶阳以固表。过汗既亡阳又亡阴，本方之所以只扶阳不滋阴，是因为表证未解，若滋阴药滋腻，有害已伤之阳而又恋邪之弊，达不到固阳摄阴、扶正祛邪之目的。只加附子外阳固表、津不外漏，阳气恢复亦自能化气生津，是以扶阳固表，寓有滋阴之义。

本案房事之后，性欲解而阴精泄，是为阴阳俱损，复又当风，致小腿拘挛疼痛、屈伸不利。此与《伤寒论》原文所述之"过汗"虽异，然阴阳俱伤而有中风则同。举一反三、灵活运用，病虽不同，用方药则一。

9. 汗出不止

谢某，男，12 岁，1965 年 9 月 21 日初诊。

家长诉患儿平素喜食生冷，近 1 个月来无明显诱因汗出不止，白天尤甚，汗出黏腻，大便量少不畅。

刻下表情呆滞，懒言乏力，胸闷纳少，头重如裹，面色萎黄，舌苔薄黄微腻，脉弦滑。查验所服中药，皆固表敛汗、健脾益气之品，刘师沉思片刻，嘱用五苓散加味：

桂枝 5 克，泽泻 12 克，猪苓 12 克，云苓 10 克，薏苡仁 15 克，滑石 15 克，黄芩 8 克，木香 6 克。

服 3 剂汗出明显减少，效不更方，连服 7 剂诸症消失，告愈。

病案来源：吴沛田《刘渡舟教授活用经方验案八则》

按：出汗，有调节体温、濡润皮肤、排泄废物的作用，生理性的出汗是人体的正常现象；出汗，是治病驱邪的一个途径，如发散表邪、"开鬼门"治水肿等。然而，若出汗超出正常范围，则为病理现象了，如自汗、盗汗、战汗、黄汗、绝汗，以及大汗、汗漏不止等等。导致出汗的病因有：表虚不固，营卫不和、腠理开泄而致自汗；阳明热盛，迫津液外出之大汗；亡血失精，阴精亏虚，虚火内生，阴津被扰导致的盗汗或自汗；湿热内盛，邪热郁蒸，津液外泄而致汗出。至于小儿由于某些疾病引起的出汗过多，表现盗汗或自汗，汗多湿枕、湿衣，则为病理性出汗。像活动性佝偻病、活动性结核病、低血糖、吃退热药过量、兴奋、惊恐等精神刺激及某些内分泌疾病均可导致出汗。

本案患儿"喜食生冷"而伤脾，脾虚而运化失司，水液代谢失常，水湿内蕴化热，湿热交蒸，使水液不走净府而出鬼门，以致全身，头部或手足"汗出不止"，"懒言乏力，胸闷纳少，头重如裹，面色萎黄，舌苔薄黄微腻，脉弦滑"。刘公以五苓散加减，利水清热为主攻方向，"皮之不存，毛将焉附？"此水湿之邪利尽，其热将焉附？湿去热清，汗亦自止。

10. 胁痛高热（脾切除后高热不退）

某某，男，50 岁。

患者患肝病多年，于 1979 年 3 月做脾切除术。术后高热不退一月有余，徘徊在 39～40℃ 之间。时患者面色黧黑晦暗，神情痛苦，萎靡不振，言语少气无力，头上似有微汗，胸胁胀闷隐痛，腹部气胀发硬，心烦口干，不欲饮食，大便不畅，小便短少，切其脉沉弦细数，舌质红，两边瘀黯，舌苔白。遂请教刘公。刘公认为病本在肝脾，虽行手术，其经气未和，且术后月余本藏损伤未复、瘀血未消，脏中瘀血为邪为害，必致高热不退。治则理应调和少阳枢机，消瘀血，清血中之热。方用柴胡桂枝干姜汤加减：

柴胡 12 克，黄芩 12 克，桂枝 6 克，天花粉 10 克，生牡蛎 15 克，青蒿 12 克，赤芍 12 克，丹皮 12 克，地骨皮 12 克，甘草 6 克。水煎服。

上方连服了 15 剂，患者体温降至 36.5℃，痛楚消失，饮食增加。又进 10 剂以期巩固疗效。经调理，无甚不适，出院。

病案来源：侯泽民、张蕴馥整理

按：肝硬化症，导致门脉高压而见上消化道出血，临床西医进行脾切除乃常规治法。高热不退亦为脾切除后之疑难症之一，西医用抗生素、解热剂、激素、补液；中医投以解表退热、清热解毒、养阴补血等，均难奏效，众医多束手。殊不知脾脏切除乃创伤性治疗，手术过程中大点的血管结扎止血，众多的毛细血管则靠压迫止血了。结扎的血管，血行不通，侧支循环尚未建立，一时间血流瘀阻，乃是必然；毛细血管受损，离经之血的吸收亦需有一段过程。瘀阻之血、离经之血，皆为瘀血之邪，邪之在内，必与正气交争，此发热乃致高热是其必然。脾脏位于少阳经部位，刘公以柴胡剂和解，加桂枝通血脉，牡蛎软坚破结，赤芍、丹皮活血化瘀，丹皮、青蒿、地骨皮清血分之热，甘草解毒行血，佐花粉清热育阴。真是识透癥结无难证，举手投药便见功。

天下事有凑巧，此类证治无独有偶。1991 年前后，又遇一脾切除后高热不退患者，遍请当地名医用药无效，遂请吴咸中院士会诊，吴老亦是以柴胡剂加减治愈，所述机制似刘公，真是英雄所见略同!

11. 无名低热

某某,男,48岁。

每日低热3个月有余,时作时休,体温时常在37.2～38℃之间。经医院检查,血、尿、痰常规检查无异常,X线、心、肺功能及有关风湿等项目已无异常发现,中西医曾与服解热、抗感染、清热解毒等药,屡治未见效果。

就诊时,其人发热、怕冷恶风,时常有汗,食欲不振,神疲萎靡,乏力懒言,身体困倦,头痛,时泛恶,睡眠较差,抚其双侧小臂潮润,胸腹无不适,二便如常,脉浮缓无力,舌质淡嫩,舌苔薄白。刘公谓,此乃营卫不和,中轴不运。治疗宜调和营卫、转运中轴,和解少阳以利枢机,与柴胡桂枝汤:

柴胡9克,桂枝9克,白芍9克,党参6克,半夏6克,黄芩9克,炙甘草6克,生姜3片,大枣6枚。水煎服。

上药服3剂,热退汗止。又3剂,诸症悉除。又2剂以巩固疗效,遂愈。

病案来源:侯泽民、张蕴馥治验

按:刘公临床运用柴胡桂枝汤,除治疗"胁肋作痛,肝硬化初期,或兼见周身关节痛,亦治心腹卒痛、肝胃不和之病,此方疏肝而和气血,其效极佳"外,还用以治疗"无名低热"。"柴胡桂枝汤"是"小柴胡汤"与"桂枝汤"的合方。"无名低热"一般都迁延日久,"其人发热,怕冷恶风,时常有汗"为营卫不和,低热"时作时休"为少阳枢机不利。刘公用小柴胡汤和解少阳枢机,用桂枝汤调和营卫、解肌退热,3剂治愈历3个月不愈之证。临床证明,柴胡桂枝汤对治疗原因不明的低热非常有效。

12. 风瘾疹(荨麻疹)

男性患者,60岁。

患荨麻疹,瘙痒钻心,数月不愈。切其脉浮而缓,并见汗出恶风，舌苔薄白而润。证属风邪稽留肌膜，营卫不和，因发为风疹。治宜祛风调和营卫，方用桂枝汤：

桂枝9克，白芍9克，生姜9克，大枣12枚，炙甘草6克。3剂。

服药后吸热稀粥，温覆取汗，则疹消痒止。

病案来源：孔祥辉《刘渡舟医案》

按：荨麻疹俗称风疙瘩、风疹块，是一种常见的皮肤过敏性疾病。其特点是速发生速消退、有剧痒。可有发热、腹痛、腹泻或其他全身症状。临床有急性荨麻疹和慢性荨麻疹之分。

本案属于慢性荨麻疹，刘公针对其一派中风表证，用桂枝汤如仲景法，祛风调和营卫，疹与痒随汗而消。中医治此，不问过敏与否，只认其证，辨证治疗，临床用桂枝汤"营卫不和"可治诸多疾病，证虽异而病机同，治则一也，此乃"异病同治"。

二、肝、胆病

13. 胁痛（肝区痛）

某某，男，31岁。1970年1月10日就诊。

患肝病数年，肝区疼痛入夜尤甚，口苦，心烦，燥热，不思饮食，食后胸脘满闷，嗳气，腹胀，时有恶心泛恶，全身疲乏困倦，精神不振，大便干。化验：黄疸指数5，麝香草酚浊度7，麝香草酚絮状试验"＋"，转氨酶100。舌红，苔腻，脉沉弦略大。证在少阳阳明，肝阴受损，病及胃肠。用"蒌花草"加柴、芩方：

大瓜蒌1个（打碎），红花2克，甘草6克，柴胡9克，黄芩9克。2剂。水煎服。

1月12日复诊：服后，大便通畅，肝区痛减，诸症缓解。化验：黄疸指数5，麝香草酚浊度6，麝香草酚絮状试验"＋"，转氨酶86。舌红，苔腻，脉沉弦细。

继续服药，方用：

柴胡9克，黄芩9克，当归9克，炒白芍12克，茵陈12克，土茯苓12克，草河车10克，茜草9克，红花6克，川楝子12克，元胡9克，炙甘草6克。

后以本方为主，随症加减，服至15剂，症状消失，化验：黄疸指数5，麝香草酚浊度6，麝香草酚絮状试验"—"，转氨酶30。

病案来源：侯泽民、张蕴馥整理

按：本案为肝炎患者之肝区疼痛，根据症状刘公辨为"证在少阳阳明，肝阴受损，病及胃肠"，用"蒌花草汤加柴胡、黄芩使疼痛缓解。运用蒌花草的辨证要点为：右胁作痛，大便秘结，热熬津液成痰，脉弦滑或细劲，舌红且干。刘公歌云："蒌花草治右胁痛，大便秘结津液瘀"。用大瓜蒌1个，剪成条煎之，红花只用五分，对于"蒌花草汤"的临床运用，刘公教诲："若肝区痛夜甚，舌红、便干、燥热，用蒌花草汤"。

14. 胁痛（胆囊炎）

李某，女，54岁。

右胁疼痛，掣及胃脘，痛不可忍，遗溺，汗出淋漓，惟注射盐酸哌替啶方可勉强止痛。其人体肥，面颊潮红，舌根黄腻；脉沉弦滑有力。问其大便已四五日未解，小便黄赤，口苦、泛恶、不能饮食。经西医检查，诊断为胆囊炎，亦不排除胆结石。据我分析，实为肝胃气火交郁，气血阻遏不通，故胁、脘疼痛难耐，大便不通，苔黄腻，脉有力，里已成实，非攻下不能已。为疏：

柴胡8克，黄芩9克，半夏9克，生姜12克，白芍9克，陈皮12克，枳实9克，生大黄9克，生牡蛎12克，郁金9克。

药煎成分三次服，一服痛止，安然入睡；再服，大便解下甚多，心胸甚爽，疼痛未发，口苦、恶心皆除，切其脉转软，换方用调理肝胃之法获效。

病案来源：刘渡舟《通俗伤寒论》

按：本案胆囊炎症为少阳邪热结于阳明，刘公辨为"肝胃气火交郁，气血阻遏不通"少阳有热、阳明成实，需要少阳、阳明两解之，正是大柴胡汤之专主，刘公略施加减，一剂而痛苦皆除。刘公用柴胡剂，凡中满者去大枣加牡蛎。

现代研究证明，枳实具有抗炎症作用，能升高在体胆囊内压、促进胆汁分泌和奥狄括约肌亢进。中药的排石机制可概括为促进排胆汁功能，增加胆汁分泌，收缩胆囊，降低奥狄括约肌张力，加强肠蠕动，抗菌消炎 6 个方面，最常用的广金钱草、木香、郁金、大黄、枳壳（或枳实）等中药。

15. 胁痛（肝胃不和）

某某，男，38 岁，1970 年 1 月初诊。

两胁肋窜痛近半年，常在心情不畅时发作或加重，以右侧为甚。近来饮食日减，纳谷不香，胃脘胀痛，嗳气后稍舒，偶有失眠，大便干燥如球状。经 X 线胸部透视，心、肺未见异常，诊为肋间神经痛，屡服维生素 B 族、安乃近等药效果不显。舌红、苔薄黄，脉弦数。证属肝胃不和，治宜疏肝和胃，理气润肠。方用四逆散合蒌花草汤。处方：

柴胡 9 克，枳实 6 克，白芍 9 克，全瓜蒌 45 克，红花 5 克，甘草 6 克，水煎服。

二诊：上方连服 5 剂，胁痛消失，脘胀痛亦减轻，大便如常。惟饮食仍少，原方去枳实加枳壳 12 克，茯苓 12 克，生山楂 12 克，再进 3 剂。遂愈。

病案来源：侯泽民、张蕴馥整理

按：肝居胁下，其经脉布于两胁，若情志不畅，肝失调达，则经络郁阻，可致胁痛。正如《景岳全书》说："胁痛之病，本属肝胆二经，以二经之脉循胁肋故也。"其痛走窜不定，气滞之象也。四逆散疏利肝胆，调达气机，为治气滞胁痛之良方也。

16. 胁痛（肝着）

刘某，女，24岁。

素来情怀抑郁不舒，患右胁胀痛，胸满有两年之久，迭经医治，屡用逍遥、越鞠等疏肝解郁之药而不效。近几日胁痛频发，势如针刺而不移动，用手击其痛处能使疼痛减缓。兼见呕吐痰涎，而又欲热饮，饮后心胸为之宽许。舌质暗，苔薄白，脉来细弦。刘老诊为"肝着"之证，投旋覆花汤加味。

旋覆花10克（包煎），茜草12克，青葱管10克，合欢皮12克，柏子仁10克，丝瓜络20克，当归10克，紫降香10克，红花10克。

服药3剂，疼痛不发。

病案来源：陈明、刘燕华、李方《刘渡舟验案精选》

按：刘公诊断本案为"肝着"之证，"肝着"是肺病及肝，"肾着"是脾病及肾。其辨证要点是：胸胁闷痛，气不得畅，肺肝两脏相侮，金木不调之证，脉弦胸满，得压而减，饮热觉松。方用旋覆花汤加味治疗。因其肺病，故用葱辛散肺气以解肝困；脾病故用干姜以解肾围（指用"肾着汤"）。

刘公歌云："旋覆花汤用生葱，覆花新绛有奇功。肺病及肝气机着，胁痛先从胸痛行"。因无新绛，用茜草、红花、当归代之。这里需要注意的是葱之运用，温阳回逆时用葱白，通脉活血化瘀用全葱，此案宣通上焦胸阳肺气，用青葱管——葱叶也。

17. 肝郁挟食

刘某某，女，28岁，农民。

正值经行之际，因家庭琐事而与丈夫争吵，遂胸胁满闷、时欲太息。不顾行经而赌气下水劳动，以致发生每次行经之际，先寒后热、寒多热少，犹如疟状。兼见脘腹胀满、倦息乏力、不欲饮食、强食则嗳腐吞酸。经色赤黑而暗。观其舌苔厚腻，切其六脉濡滑。刘老根据脉滑及舌苔厚腻，辨为：肝气郁结，挟有饮食停滞之证。遂投柴平煎加减以疏肝平胃，消食导滞为法。

柴胡 16 克，黄芩 8 克，半夏 14 克，党参 10 克，苍术 12 克，厚朴 10 克，陈皮 10 克，焦三仙 30 克，炙甘草 4 克，生姜 10 克，大枣 5 枚。水煎服。于每月行经之时服三剂。

两月而瘥。

病案来源：陈明、刘燕华、李方《刘渡舟验案精选》

按：本案妇女经期肝郁，入水受寒，寒邪入里化热，从"经色赤黑而暗"，可知为热入血室与血相结之证。邪阻血道，正不能通，正邪相拒，故使如疟状，发作有时，此属于少阳病的范围。以小柴胡汤解肝郁之邪，邪去则血热自散。肝气郁滞、肝木犯土，至胃气不和，临床出现脘腹胀满、不欲饮食诸症，合用平胃散加三仙，湿去、胃和、食欲得开。

所谓热入血室，就是妇人月经期间适遇外感，邪热与血互相搏结所造成的病变。由于病体有强弱，邪陷有深浅的不同，所以症状也不同，而治法当然也随之而异。

18. 肝胆痰热

李某某，女，34 岁。

患病三载。睡眠不佳、多梦易惊、精神恍惚、不能集中。例如裁剪衣料时，持剪直下，而将衣料裁废。其动作率多如此。若与人言，则喋喋不休，而且易悲易哭、不能控制感情。有时全身发热，自觉有一股气流在皮肤中来回走窜，忽上忽下，尤以肩膊部位为明显。两手颤抖、四肢发麻、口苦而吐涎沫。切其脉为弦细，视其舌为红绛。据脉证，刘老认为病在肝胆，气郁不舒，日久化热，则生痰动风。治当清热化痰，疏肝养血熄风。处以温胆汤加味：

半夏 16 克，陈皮 10 克，枳实 10 克，竹茹 20 克，生姜 10 克，茯苓 20 克，炙甘草 6 克，柴胡 14 克，黄芩 10 克，当归 15 克，白芍 15 克，桑寄生 30 克，何首乌 15 克，红花 8 克，桃仁 10 克，全蝎 10 克，僵蚕 10 克，钩藤 15 克。

上方共服三十余剂，病愈。

病案来源：陈明、刘燕华、李方《刘渡舟验案精选》

按：本案乃肝郁化热痰阻之肝风内动、神志失常、错综复杂之病证。其病机为：肝气郁久、即化火、灼津为痰，阻塞心窍，痰火上扰，心神逆乱。关键所在是"气""郁""痰""火"，而刘公纵观全局，投以温胆汤正是切中病机，温胆汤加理肝、通络、熄风诸药而克病为愈。

温胆汤出自唐代孙思邈《备急千金要方》，由陈皮、半夏、茯苓、甘草、竹茹、枳实、生姜、大枣所组成。具有化痰清热和清肝利胆，除虚烦，定惊悸之功。主治痰火上扰、虚烦不眠、惊悸、口苦呕涎；气郁生痰化热，痰热交蒸，上扰神明所致精神病。后世于精神科广泛运用，疗效较满意。

19. 肝硬化腹水

丁某某，男，43 岁。

胁痛 3 年，腹膨胀而满 3 个月，经检查诊为"肝硬化腹水"，屡用利水诸法不效。就诊时，见：腹大如鼓，短气撑急，肠鸣漉漉，肢冷便溏，小便短少。舌质淡，苔薄白，脉沉细。诊为阳虚气滞，血瘀水停。疏方：

桂枝 10 克，生麻黄 6 克，生姜 10 克，甘草 6 克，大枣 6 枚，细辛 6 克，熟附子 10 克，丹参 30 克，白术 10 克，三棱 6 克。

服药 30 剂，腹水消退，诸症随之而减，后以疏肝健脾之法，做丸善后。

病案来源：赵东奇《伤寒大师刘渡舟医案》

按：肝硬化腹水多见于急性肝炎不愈转为慢性期，结缔组织增生与收缩，门脉系统的循环受到影响，因而引起腹水与下肢肿胀。中医称之为"单腹胀"，一般临床见症：叩之"嘭嘭"不实，小便不利、无痛、面色苍白、舌润或水滑、脉沉。

本案患者"腹大如鼓，短气撑急，肠鸣漉漉，肢冷便溏，小便短少。舌质淡，苔薄白，脉沉细。"刘公辨为"阳虚气滞，血瘀水停"。桂枝去芍药加麻辛附子汤加活血化瘀之品，使"腹水消退"。

本案原作者云：刘老治腹水，凡是大便溏薄下利，若脉弦或脉沉，腹满以"心下"为界的，则用本方；腹胀而两胁痞坚的，则用柴胡桂枝干姜汤；腹胀居中而且利甚的，用理中汤，服至腹中热时，则胀立消；若小腹胀甚，尿少而欲出不能，则用真武汤，附子可制大其服，则尿出胀消。此上、中、下消胀之法，为刘老治肝硬化腹水独到之经验。

20. 肝胆湿热（乙型肝炎伴肝硬化）

高某某，男，31岁，研究生。1993年4月28日初诊。

患者于1985年患乙型肝炎，1991年病情加重，住某医院，诊断为"慢性乙型肝炎伴肝硬化"，"肝功能失代偿期"。服用中、西药物，未能控制病情发展。后从书中得知刘老善治肝病，特来求治。初诊时患者面色青灰无华，悲观之情溢于言表。自诉肝区不适、口苦、齿衄、两腿痠软、食少、寐差、小便黄、大便溏泄。血液化验检查：ALT：200（IU/L），BIL：38μmol/L，白蛋白：27g/L，球蛋白：45g/L，A/G：0.6/1，血红蛋白110g/L，白细胞2.9×10^9/L；血小板，凝血时间延长。B超提示：肝硬化改变，部分肝坏死，脾大，少量腹水。视其舌红、苔白；切其脉弦而无力。此肝肾阴虚与肝胆湿热蕴郁不化之证。阴虚为本，湿热为标。因本案湿热为患较重，当以治标为主。刘老疏自制的治疗肝炎之方：

柴胡15克，黄芩15克，茵陈15克，土茯苓15克，凤尾草15克，草河车10克，炙甘草4克，土元10克，泽兰10克，茜草12克，大金钱草30克，白花蛇舌草15克，龙胆草4克。

医嘱：静养，忌食荤腥油腻，甘甜食物及各种补品，并忌房事。

服药14剂，饮食增加，大便正常，小便微黄，ALT降至

80（IU/L），脉来有柔和之象。仍齿衄、两腿痿软、舌红、少寐。此乃湿热渐去，阴血亏虚之本质已露，但毕竟湿热尤盛，不可骤进滋补之品，惟宜清利湿热中兼养阴血。为疏：

柴胡15克，黄芩8克，茵陈15克，土茯苓15克，凤尾草15克，草河车10克，炙甘草6克，茜草10克，当归16克，白芍15克，土元10克，泽兰10克，红花10克，海螵蛸15克，虎杖14克，丹皮10克，丹参16克，酸枣仁30克。

又服14剂，齿衄止、睡眠佳，ALT下降至50（IU/L），但仍舌红、乏力，脉来大而无力。此气阴两虚之象，宜清利湿热，益气养阴。

柴胡15克，当归15克，白芍15克，茵陈15克，炙甘草10克，土茯苓15克，黄芪10克，党参10克，白术10克，凤尾草15克，草河车10克，女贞子12克，旱莲草12克，土元10克，茜草10克，鳖甲12克，龟甲10克，海螵蛸15克，泽兰10克。

上方服两个月，自觉症状均消失，ALT降至38（IU/L），A/G已趋正常。此大邪已去，惟气血两虚，血小板已降至45×10^9/L，皮肤有出血点，面色黧黑。乃气虚不摄，血虚不荣之象，治宜双补气血。乃疏补中益气汤与人参养荣汤两方交替服用。

共服四十余剂，皮下无出血点，面色转红润。血液化验检查：ALT正常，白蛋白：45g/L，球蛋白：32g/L，A/G为1.4/L。血常规除血小板略低外余皆正常。B超：肝硬化程度较前明显减轻。自觉症状除时有腿痿困外，余无不适，与"肝炎舒胶囊"以善其后。1995年初，患者重返工作岗位，身体康健，并喜得一子。

病案来源：陈明、刘燕华、李方《刘渡舟验案精选》

按：乙型肝炎一旦发病多缠绵难愈，西医认为本病为病毒感染，中医对其病因和机制认识虽有不一，但一般认为：湿热蕴毒之邪是外因，正气不足是内因，病位主要在肝，亦波及脾肾及全身气血，也有云本病病位在肝脾二脏，尤以脾为主者。从中医临床实践来看，本病除肝之外，更影响脾之功能；主要病因是"湿热"，乙肝慢性化的原因多为"湿热余邪残留未尽"。本病湿热毒邪残留蕴结，日久不解，致脏腑阴阳失调，气血逆乱，其病发展过程是一个正虚邪所凑，邪侵正亦应，正邪消长的过程。

中医辨证分型较多，在诸多证型中，湿热未尽、气滞血瘀、肝肾阴虚、肝郁脾虚四型为多数学者所肯定，认为此四型基本能代表中医辨治的主要证型，能客观反映病程的不同阶段，对确定治则，指导用药及判断预后，有着重要意义。

在治疗方面，湿热蕴结型清热化湿，方用三仁汤加减，利湿清热佐以分消解毒；肝郁脾虚型疏肝健脾，方用柴芍六君子汤、参苓白术散、逍遥散化裁；肝肾阳虚型滋补肝肾、养阴柔肝，方用一贯煎加减，养阴益气、活血化瘀；气滞血瘀型疏肝理气、活血化瘀，方用血府逐瘀汤加减，辅以养阴益气。"见肝之病，知肝传脾，当先实脾，四季脾旺不受邪"，刘老认为肝病的治疗要时刻考虑到脾。因本案病本在"肝病传脾"，土不培木——故治肝病莫忘治脾。

本案患者悲观抑郁则伤肝，郁久生热，伤及肝血；工作中思虑过度则伤脾，脾气伤而水液运化失司，泛溢为湿邪。刘公治疗本案，以阴虚为本，湿热为标，标之湿热为患较重，先以治标为主，自拟方药，清利湿热、解散毒邪。待邪势有缓，加入疏肝、养阴益肝、滋肾之品，双补气血，以至其愈。

本案原作者按：刘老自拟的"柴胡解毒汤"为"肝炎气分阶段"而设，加"三草"者，在于加大其清热解毒之力。本方降转氨酶、球蛋白有良效。其人湿热渐去，仍见齿衄、舌红等症，为气病及血，阴分不足。转方可用养血和血之品，搜解肝脏、经络中之湿热毒邪，并补养肝脏之阴血。临床证明，本方能有效地阻断肝炎向肝硬化方面发展。待湿热之邪尽去、症状得到改善后，此时又以治本为主，尤其补脾以培土更属重要。故继续使用补中益气汤，则终使沉疴痊愈。

总之，治疗本病切切把握攻邪与扶正的关系。早期正气尚盛，当以攻邪为主；中期正气有虚，宜祛邪之中兼以扶正；后期气血亏虚之时，宜在补益之中佐以祛邪。如此，方至事半而功倍。

三、心、脑病

21. 心悸

盛某某，男，65岁。1994年12月8日就诊。

有冠心病史。每遇入冬，天气严寒之时，出现心率过缓，不满40次1分钟，心悸不安，胸中憋闷，后背恶寒。视其舌淡嫩、苔白；切其脉沉迟无力。辨证：脉沉迟为阴为寒，寒则血脉不温。背为阳府，而虚其护，则心肺功能失其正常，故见胸满背寒之变。为疏：

附子12克，麻黄3克，细辛3克，红人参12克，麦冬20克，五味子10克。

服尽3剂，脉增至一息四至。又服3剂，则心悸、气短、胸满、背寒等症消除，脉搏增至一息五至而愈。

病案来源：陈明、刘燕华、李方《刘渡舟验案精选》

按：本案冠心病每至入冬时节即心率缓、背恶寒，冬乃阴寒司令，易伤人阳气，阳虚之人最易发病，"心率缓"、"背恶寒"显为心阳虚之候；心悸、胸闷、舌淡嫩，乃心气虚之征。刘公以麻黄附子细辛汤补心阳而强心，合以生脉饮，补心气而复脉。方中附子大辛大热之品以峻补肾阳，补命门之火而温阳散寒；细辛辛温走窜为少阴表药，通达内外，内可助附子以温阳；麻黄宣肺开窍驱散阴寒。3药合用，补散兼施，可上可下，可表可里，可通可利，可升可降，"少阴本病，外感寒邪"这一基本病因病机，是用本方之依据。有报道云：如阳虚阴寒较甚，可加重附子、细辛用量，附子宜 30 克以上，细辛宜 10 克左右，以增强温经助阳、宣散阴寒之功，并可加生姜同煮，一可协助麻黄、细辛解表散寒，一可兼制附子毒性。可资参考。

生脉饮亦由 3 药组成，人参强心气、补肺气，五味子收敛心气预防元气耗散，麦门滋心阴以固心阳。益气复脉，养阴生津。主治用于气阴两亏，心悸气短，脉微自汗。主要用于治疗心肌梗死、心绞痛、休克、低血压、心律失常、肺心病等。

刘公寥寥六味药，温、补、散、敛、清面面兼顾，且 3 剂大效、6 剂收功，真匠心神术也。

22. 水气凌心（风心病、心衰）

孙某，男，53 岁。1991 年 5 月 25 日初诊。

患者患有风湿性心脏病史。近因外感风寒，病情加重。心动悸、胸憋喘促，咳吐泡沫状白痰、量多，昼夜不能平卧，起则头眩。四末厥冷、腹胀、小便短少、腰以下肿、按之凹陷不起。食少呕恶、大便干结。视其口唇青紫、面色黧黑、舌白滑、脉结。西医诊为"风湿性心脏病，充血性心力衰竭，心功能 IV 级"。刘老辨为心、脾、肾三脏阳虚阴盛而水寒不化之证，治当温阳利水。方用真武汤加味。

附子 10 克，茯苓 30 克，生姜 10 克，白术 10 克，白芍 10 克，红人参 6 克，泽泻 20 克。

服 3 剂后，小便增多、咳嗽锐减、心悸腿肿见轻。续用真武汤与苓桂术甘汤合方，温补心、脾、肾三脏，扶阳利水。

附子 12 克，茯苓 30 克，生姜 10 克，白芍 10 克，白术 12 克，桂枝 6 克，炙甘草 10 克，党参 15 克，泽泻 15 克，干姜 6 克。

服上方 10 余剂，小便自利，浮肿消退，心悸、胸闷等症已除，夜能平卧。唯觉口渴，转方用"春泽汤"：

党参 15 克，桂枝 15 克，茯苓 30 克，猪苓 20 克，泽泻 20 克，白术 10 克。

从此而病愈。

病案来源：陈明、刘燕华、李方《刘渡舟验案精选》

按：此"风湿性心脏病，充血性心力衰竭"案，患者既有心脏之宿疾，又有外感风寒之新症；既有"口唇青紫"之瘀象，又有凹陷性水肿；既有"四末厥冷"之阳虚，又有"大便干结"之似热；既有"心动悸、脉结"之虚象，又有"胸憋喘促、腹胀"之似实证；脉证又涉心、脾、肾三脏。症状矛盾重重，证情错综复杂，病势面临危急。刘公展现大师风度，像高明武师一样，仔细识破对方致命弱点，奋力一击而制胜，以温肾阳之病本为突破点，命门元阳得复，则脾土得温；肾之相火复旺，则心之君火复燃。肾阳气化、脾阳运化、心阳鼓动，"三阳开泰"，则尽扫阴霾有望。待阳气有复、寒水稍化，刘公又不失时机的因势利导，合入五苓散，标本兼顾，以图速建全功。

真武汤具有温阳利水的功效，主治脾肾阳虚，水气内停证。小便不利，四肢沉重疼痛，腹痛下利，或肢体浮肿，苔白不渴，脉沉；太阳病发汗过多，阳虚水泛。汗出不解，其人仍发热，心下悸，头眩，身𥆧动，振振欲擗地。现代研究真武汤有提高心肌收缩力，改善缺血心肌的血供应，增加尿量，降低肌酐、尿素氮等作用。

本案原作者按："本方对肺源性心脏病、风湿性心脏病续发心力衰竭的肢体浮肿、心悸、腹胀，都有可靠的疗效。"

23. 胸痹（心肌梗死）

杨某某，女，70 岁。1994 年 1 月 31 日初诊。

患者于两月前因冠心病大面积心肌梗死入某医院抢救。出院后，因气候突变，寒流袭来，又感胸部闷胀、气短、心前区隐隐作痛、两胁亦持续疼痛不休、左手臂胀麻。伴有咳吐白脓痰、腹胀、大便干燥等症。患者精神紧张，夜寐易发惊悸。视其舌苔白腻、脉来沉弦而滑。脉证合参，辨为心阳痹阻，痰浊凝聚，心胸脉络不通则痛。治宜宣痹通阳，豁痰通络止痛。疏方：

糖瓜蒌20克（先煎），薤白6克，半夏15克，旋覆花10克，红花10克，茜草10克，桂枝10克，丹参20克，郁金10克，木香10克，紫降香10克。

服5剂后，胸满、胸痛大为缓解，咳痰减少，夜睡已能成寐。又续服5剂，诸症皆安。

病案来源：陈明、刘燕华、李方《刘渡舟验案精选》

按：心肌梗死，即中医之胸痹、真心痛。胸痹病名最早见于《内经》："心痹者脉不通，脉者，血之府也……涩则心痛。"《灵枢·厥证》篇："真心痛，手足青至节，心痛甚，旦发夕死，夕发旦死。"心肌梗死为冠状动脉完全阻塞，心肌严重而持久地急性缺血缺氧，导致心肌坏死。心肌缺血是心力衰竭的主要原因。中医据其临床症状，归于"心悸"、"怔忡"、"水肿"、"喘证"、"痰饮"、"心痹"、"胸痹"等范畴，为本虚标实之证。

刘公认为，心肌梗死心阳虚衰，自身血脉瘀滞，夹有痰饮滞留。其症胸痛如刺（心区明显），呼吸困难，咳嗽咳痰，舌紫，脉涩而迟，或弦迟以涩。

治法常以瓜蒌薤白白酒汤：瓜蒌30克（剪成丝），薤白9克，桂枝9克，元胡9克，桃仁3克，红花3克，苏木3克，半夏9克。

刘公临证常在本方中，加桂枝，桂枝具有下气、行水、通瘀之功。患者气闷者，可于方中加厚朴、陈皮。

本案刘公以瓜蒌薤白半夏汤、旋覆花汤和颠倒木金散三方并施。以瓜蒌薤白白酒汤，通阳散结豁痰。刘公歌云："瓜蒌薤白半夏汤……通阳散结豁痰方"。

以旋覆花汤通胸阳、降逆气、破瘀血，活血通络止痛。此方乃《医宗金鉴》方，原方为：旋覆花三两、葱十四茎、新绛少许。右三味，以水三升，煮取一升，顿服之。用本方的辨证要点是：胸胁闷痛，气不得畅，肺肝两脏相侮，金木不调之证，脉弦胸满，得压而减，饮热觉松。方中新绛，是以前官员帽子上的红缨子，刘公经验，如无新绛，可用茜草一钱、红花一钱、归须一钱代替。

以木金散疏理气机而止痛，刘公认为：木金散方中木香针对"气胀"症状，郁金针对"刺痛"症状。临证之时，只要于本证见到"刺痛"，不论如何辨证，都可加用桃仁、红花。《医宗金鉴》"颠倒木金散"，即"气郁痛者，以倍木香君之；血郁痛者，以倍郁金君之。"

据刘公临床经验，本方效果很好，尤其在西医用硝酸甘油的疗效只能急救而不能防止其复发时，辨证使用本方或桂枝加桂汤往往收到意外的效果，切不可等闲视之。

24. 少阳病气上冲（风心病）

张某某，女，59岁。

患风湿性心脏病。初冬感冒，发热恶寒、头痛无汗、胸胁发满、兼见心悸，时觉有气上冲于喉、更觉烦悸不安，备感痛苦。脉来时止而有结象。此为少阳气机郁郁不舒，复感风寒，由于心阳坐镇无权，故见脉结而挟冲气上逆。此证原有风心病而又多郁，外感内伤相杂。治法，解少阳之邪，兼下上冲之气。处方：

柴胡12克，黄芩6克，桂枝10克，半夏9克，生姜9克，大枣5枚，炙甘草6克。

3剂后诸症皆安。

病案来源：陈明、刘燕华、李方《刘渡舟验案精选》

按：本案患者，素患风心病，初冬感风寒，发热恶寒、头痛无汗、胸胁发满、兼见心悸，时觉有气上冲于喉、更觉烦悸不安，脉来时止而有结象。诸证之中，发热、胸胁满、烦，乃之少阳证，刘公投以小柴胡汤去人参加桂枝为治。

对此，刘公曾在《小柴胡汤加减方法的应用》一文中云："《苏沈良方》总结此方，有治疗往来寒热、渐热、身热、伤寒瘥后更发热……，指出柴胡汤的解热作用为诸证之先……'伤寒中风，有柴胡证，但见一证便是，不必秋悉具'。此'一证'和'不必悉具'，应对照来体会，着眼在'不必悉具'上，如呕而发热，或胁下痞硬，或往来寒热，但见少阳主证，使人确信无疑，便宜与柴胡汤，不必将其证候全见。使用柴胡汤应以此说为准。"

"在小柴胡汤主证主方的基础上之加减运用，若并见头痛、发热、脉浮等表证时，于方中减去人参之碍表，加桂枝微发其汗，使表邪得解，此叫柴胡加桂枝汤，除治表证，又能治心悸，气上冲等证。"在本案中，刘公所行正是此法。

25. 少阴阴虚热与水结（结核性心包积液）

刘某某，男，64岁。

患者发热为38.8℃，心悸、胸满憋气。经北京某医院确诊为"结核性心包积液"。周身水肿，小便不利，虽服利尿药，仍然涓滴不利。听诊：心音遥远；叩诊：心浊音界向左下扩大。给予抗痨药物治疗，同时输入"白蛋白"。经治两周有余，发热与水肿稍有减轻，惟心包积液反有增无减。虽经穿刺抽液急救，但积液随抽随涨，反而使病情逐渐加重。医院已下病危通知书。经友人蒋君介绍，延请刘老会诊。其证低热不退、心悸胸满、小便不利、口渴欲饮、咳嗽泛恶、不欲饮食、心烦寐少、脉来弦细而数、舌红少苔。刘老根据舌红、脉细、心烦、尿少的特点，以及咳、呕、渴、肿的发病规律，辨为少阴阴虚，热与水结之证。治以养阴清热，利水疏结之法。乃用猪苓汤：

猪苓20克，茯苓30克，泽泻20克，阿胶12克（烊化），滑石16克。

服药至第3剂。则小便畅利、势如澎水，而心胸悸、满、憋闷等症，爽然而愈。刘老认为方已中鹄，不事更改，应守方再进，而毕其功于一役。服之二十余日，经检查，心包积液完全消尽，血压 16.0/10.0kPa（120/75mmHg），心率 70 次/分，心音正常，水肿消退，病愈出院。

　　病案来源：陈明、刘燕华、李方《刘渡舟验案精选》

　　按：一般心包积液是由于急性心包炎引起心包渗液所造成的。常见的心包炎有：结核性、化脓性、非特异性和风湿性四种。其中结核性心包炎产生的心包积液常常是大量的。临床上出现胸闷、心悸、胸痛、气促、呼吸困难，不能平卧，颈静脉怒张，胸腔积液，肝脏瘀血心衰等表现。心包积液量之多少的不同，临床表现轻重不一，重者可危及患者的生命。

　　本案刘公辨为"少阴阴虚，热与水结之证"，用猪苓汤治之，20 余日病愈康复。临床结核病日久，多有阴虚内热。刘公以三苓滑石清热利水以除积液，用阿胶补虚，以复正气。结核性心包炎之所以产生大量的心包积液，是因为结核病消耗了大量的人体蛋白，使胶体渗透压增加，从而体液外渗于心包。阿胶补血，滋阴，主虚劳、阴虚、心烦、失眠等症，气补血、滋阴，实质上补充了人体丢失的蛋白，改善体内钙平衡。从而调整结核病胶体渗透压恢复正常，减少渗出物，釜底抽薪，断了心包积液之源，其功在于治本。由此可举一反三，猪苓汤乃标本兼治之剂，对于结核性之水肿可考虑其价值。

26. 胸闷（心肌炎）

李某某，女，46 岁。

因患心肌炎而住院治疗，每当入夜则胸中憋闷难忍，气短不足以息，必须靠吸氧气才能得以缓解。舌质淡苔白，脉弦而缓。辨为胸阳不振，阴气内阻证。

桂枝 10 克，生姜 10 克，大枣 12 枚，炙甘草 6 克。

服药 2 剂后症状减轻，原方加附子 6 克，再服 3 剂后除。

　　病案来源：孔祥辉《刘渡舟医案》

　　按：本案心肌炎患者胸闷难忍、气不足以息，舌淡苔白、脉弦缓无力，显系胸阳不振、心搏动无力而缺血缺氧之征。《伤寒论》云："阳病，下之后，脉促，胸满者，桂枝去芍药汤主之；若微恶寒者，桂枝去芍药加附子汤主之。"刘公先以桂枝去芍药汤，是恐其酸寒夺桂枝之性，有碍桂枝助心阳之功；后又加附子是因仅桂枝一味，力所不足，加附子以助其强心助阳之力也。近些年来，临床常有报道用桂枝去芍药加附子汤治疗心功能不全、心绞痛、心肌梗死等病。但须注意辨证而施，不可用于有热证者。

27. 胸满痛

王某，男，36岁。

自诉胸中发满，有时憋闷难忍，甚或疼痛。每逢冬季则发作更甚，兼见咳嗽，气短，四肢不温，畏恶风寒等症。脉来弦缓，舌苔色白。参合上述脉证，辨为胸阳不振，阴寒上踞，心肺气血不利之证，治当通阳消阴。方用：

桂枝9克，生姜9克，炙甘草6克，大枣7枚，附子9克。

服5剂，胸满、气短诸症皆愈。

病案来源：孔祥辉《刘渡舟医案》

按：本案胸闷疼痛之证与上案相较，阳虚为重，从"四肢不温，畏恶风寒"可知，故刘公于上案附子用6克，而本案用9克。上案患者为心肌炎，病位以心脏为主，症状以胸闷短期为主；本案胸闷疼痛，病位以肺为主，症状以"咳嗽，气短"为著。症状虽异，病机相同，故刘公同以桂枝去芍药加附子汤治愈。

28. 厥逆

全某某，男，32岁。

患者手足厥冷而痛麻不堪，手足汗出随厥之深浅而有多少不同，厥深则手足汗出亦多，厥浅则手足汗出亦少。曾服附子、干姜等回阳救逆之药无效。

视其人身材高大，面颊丰腴，不似寒厥体征，然握其手却冷如冰铁。其脉弦而任按，舌红而苔白。细思此证既非阳虚之寒厥，又非阳盛之热厥，从其脉弦以辨证，可知属阳郁无疑。阳郁于里，不达四肢故为厥，迫阴外渗则汗出，阳郁愈甚则手足厥逆愈深而汗出亦就愈多，反之，手足汗出亦必然相应减少。为疏四逆散原方，服之以观其效。服药后，患者自觉气往下行至脐下，随之则微微跳动，周身顿感轻爽，而手足转温，汗亦不出。患者甚喜，奔走而告，以为病将从此而愈。

不料，两剂服完，手足又厥，汗出依旧。余仍以上方，另加桂枝、牡蛎，意使桂枝配芍药以和营卫，牡蛎得芍药敛汗以固阴。服两剂，厥见温而汗出少，但续服则仍无效，病又反复。

手翻医书见王太仆名言"益火之源以消阴翳，壮水之主以制阳光"，而恍然有悟：此证每方皆效，而不能巩固到底，关键在于只知疏达阳郁，不知滋阴以敌阳。阴不足，无以制阳则反逼阴以为汗；阳无偶则自郁而为厥。厥阳之气宜疏，而弱阴岂可不救。于是，本肝肾同治，理气与滋阴并行之法，为疏四逆散与六味地黄汤合方。服六剂，厥回手温而汗止。后追访得知，其病终未复发。

病案来源：刘渡舟《通俗伤寒论》

按：刘公治疗本案，之前曾服"回阳救逆之药无效"，知非为阳虚；刘公接诊，其证"非阳虚""又非阳盛"，乃辨为"阳郁于里"而为厥，与服四逆散疏畅阳郁，以开气结，则血脉自调，服药后而厥逆见温，旋又如故；又以四逆散加桂枝、牡蛎，欲和营卫，敛汗以固阴，两剂而"厥见温而汗出少"，续服无效；刘公又用"四逆散与六味地黄汤合方""肝肾同治，理气与滋阴并行之法"，以"疏达阳郁""滋阴"制阳，终使厥逆得愈。究其缘故，"阳郁于里"为其病机，一也；"和营卫"、"固阴"亦其病机，服之亦效。然阴阳不能顺接之厥逆病证终不能除者，只顾调阳而忽略滋阴之故。及至刘公阴阳并调之，使阴阳同复，厥病应手而愈。

29. 中风后遗症

高某某，男，59 岁。1992 年 2 月 19 日初诊。

3 个月前，因患高血压中风，左侧半身不遂，左面颊麻木，肩臂不举，头目眩晕。血压 26.7/13.3kPa（200/100mmHg），曾服"牛黄降压丸"、"复方降压片"等药物，血压旋降即升。其人身热有汗，痰涎量多、咳吐不尽，小便色黄不畅、大便正常、舌苔黄腻、脉来沉滑。刘老辨为痰热阻滞经络，气血运行不利之证。治以清热化痰通络为法：

茯苓 30 克，枳壳 10 克，半夏 20 克，风化硝 10 克，黄连 6 克，黄芩 6 克，天竹黄 15 克，鲜竹沥水 5 勺。

服药 5 剂后，泻下暗红色粘腻之大便颇多，顿觉周身清爽，血压降至 18.7/11.7kPa（140/88mmHg），小便随之畅利。药已中的，原方加钩藤 15 克、羚羊角粉 0.9 克、生姜汁 2 勺。服二十余剂，血压一直稳定在正常范围，左臂已能高举过头，咳吐痰涎已除。

病案来源：陈明、刘燕华、李方《刘渡舟验案精选》

按：世上医者一遇半身不遂之病，往往首先想到的就是王清任《医林改错》的补阳还五汤。补阳还五汤是一剂活血祛瘀的方药，补气活血通络。其适应证为气虚血瘀之中风，半身不遂、口眼歪斜、语言謇涩、口角流涎、小便频数或遗尿不止，舌暗淡、苔白，脉缓。

而刘公所治本案，患者身热、痰多、尿黄、苔黄腻、脉沉滑，决非"气虚血瘀之中风"，对此若误投补阳还五汤，则恐祸不旋踵。刘公匠心独具，慧眼识证，"辨为痰热阻滞经络，气血运行不利之证"，"治以清热化痰通络为法"，其病霍然而瘳。

四、脾、胃病

30. 心下痞（酒湿伤脾）

张某某，男，36 岁。

素有酒癖，因病心下痞闷，时发呕吐，大便不成形，日三四行，多方治疗，不见功效。脉弦滑，舌苔白。此证为酒湿伤脾，升降失调，痰从中生。痰饮逆胃则呕吐，脾虚气陷则大便不调；中气不和，气机不利，故作心下痞。拟方：

半夏 12 克，干姜 6 克，黄芩 6 克，黄连 6 克，党参 9 克，炙甘草 9 克，大枣 7 枚。

服 1 剂，大便泻出白色黏涎甚多，呕吐遂减十分之七；再 1 剂，则痞、利俱减；又服两剂则病痊愈。

病案来源：刘渡舟《通俗伤寒论》

按：本案心下痞而时呕吐，呕逆痞也。刘公以半夏泻心汤治之。患者为"酒家"，酒家多湿，酒湿伤中土，脾阳不升则便稀，胃气不降则呕逆，脾胃气不和则痞。其脉弦滑为痰湿内蕴，药后大便黏涎可为验证。刘公切中病机，4 剂而愈。

31. 心下痞（胃虚肝逆）

带毕业生实习时，某学生治一妇人，病心下痞而嗳气频作，断为痰气上逆，予旋覆代赭汤，服药不见效，因而请刘公为之诊治。刘公全面地检查了患者，断定该生诊断无误，用方也对，但为何不效？细审其方，发现代赭石用了 30 克，生姜却只用 3 片。刘公对这个学生说，问题就出在这里。因为痰气盘踞中焦成痞，挟肝气上出于胃为嗳气，但方中不能重用生姜以散饮消痞，即不能奏克敌制胜之权；又重用代赭石重以镇逆，使药力直趋而下，不能挟旋覆花以理肝气之逆，也就是方药虽对证，但药用剂量不称，所以无效。遂改生姜为 15 克、代赭石为 6 克，再服果然见效。

病案来源：刘渡舟《通俗伤寒论》

按：刘公谓旋覆代赭汤"是属胃虚挟饮、肝气上逆的心下痞证。"原方组成：旋覆花三两、人参二两、生姜五两、代赭一两、甘草三两（炙）、半夏半升（洗）、大枣十二枚（擘）。方中旋覆花宣气涤饮，代赭石降气镇逆，两药同用对胃气上逆、大便秘而嗳气多者有疗效；人参以补正气，助生姜、半夏以蠲饮降浊，甘草、大枣以培土益气，诸药共奏补中降浊，涤饮镇逆之功。适用于心下痞鞕，胸胁逆满，呕吐咽干，痰粘如胶，嗳气不除，大便难，脉弦或滑者。学生辨证处方皆无不是，然其无效，刘公诲之"方药虽对证，但药用剂量不称，所以无效"。

遂予调整生姜、代赭石用量，点石成金，"再服果然见效"。本案再次注解"医之不传之秘，不在于药，而在于量"。

32. 心下痞（浅表性胃炎）

孙某，男，37岁。初诊日期：1993年9月26日。

一年前患胃病，曾诊为"浅表性胃炎"。现心下痞满，时时恶心，嗳气频频，大便溏薄。舌苔白而腻，脉弦而带滑。自诉有嗜酒之癖，辨证为酒湿伤及中州，脾胃升降失调，阴阳之气痞塞不通，而又痰气胶结，吴谦称为："痰气痞"者是也。由于此证脾气不升则寒从内生，胃气不降则热从内起，因此治法若单纯治寒、治热、治虚、治实皆"搔不到痒处"。只宜调和脾胃，协调中州阴阳。《金匮要略方论》指示"呕而肠鸣，心下痞者，半夏泻心汤主之。"疏方：

半夏15克，黄连10克，黄芩6克，干姜10克，党参10克，炙草10克，大枣7枚。

患者服药4小时许，大便排泄出痰絮物，似涎如胶甚多，而恶心与嗳气随之大减。服药3剂，病告痊愈。

病案来源：刘宝华《刘渡舟教授应用经方治验》

按：患者"痞满"、"恶心"、"嗳气"为胃气不降，"大便溏薄"是脾气不升。其人为"酒家"，体多湿热，酒伤胃气，湿热中阻，更使中轴不运、上下不交通，"痞满"、"恶心"、"噫气"、"便溏"难愈。半夏泻心汤乃变小柴胡汤调和内外而为调和上下之方，且其组方补泻兼施，寒热并用，辛苦甘合投，上清胃热而降胃气，下温脾气而升清阳，辛开苦降甘补，消痰湿而复运中轴，使痞消、恶心平、噫气除、大便复常，而收全功。

33. 水气痞

潘某某，女，49岁，湖北潜江人。

主诉心下痞塞、噫气频作、呕吐酸苦，小便少而大便稀溏、每日三四次，肠鸣漉漉、饮食少思。望其人体质肥胖、面部水肿、色青黄而不泽。视其心下隆起一包，按之不痛，抬手即起。舌苔带水、脉滑无力。辨为脾胃之气不和，以致升降失序，中挟水饮，而成水气之痞。气聚不散则心下隆起，然按之柔软无物，但气痞耳。遵仲景之法为疏生姜泻心汤加茯苓。

生姜12克，干姜3克，黄连6克，黄芩6克，党参9克，半夏10克，炙甘草6克，大枣12枚，茯苓20克。

连服8剂，则痞消，大便成形而愈。

病案来源：陈明、刘燕华、李方《刘渡舟验案精选》

按：本案刘公辨为"脾胃之气不和，以致升降失序，中挟水饮，而成水气之痞。"《伤寒论》云："①伤寒汗出，解之后，胃中不和，心下痞鞕，干噫食臭，②胁下有水气，腹中雷鸣，下利者，生姜泻心汤主之。"刘公以生姜泻心汤八剂而愈，加茯苓者，针对小便少、水肿水气重之证。《医宗金鉴》："名生姜泻心汤者，其重在散水气之痞也。生姜、半夏，散胁下之水气；人参、大枣，补中州之土虚；干姜、甘草，以温里寒；黄芩、黄连，以泻痞热。备乎虚、水、寒、热之治，胃中不和下利之痞，未有不愈者也。"

34. 慢性胃炎（水气痞）

刘某某，女，58岁。

患有慢性胃炎20余年，病情时好时坏，经常不能离开治胃药物，饮食稍有不慎，病情就要发作，始终无法根治。近来病情又加重，心下痞满，嗳气频作，呕吐酸苦，小便少而大便稀溏，日行3～4次，肠鸣漉漉，饮食少思，左胁下空痛不舒。望其人体质肥胖，面部虚浮，色青黄不泽。胃脘处按之柔软不痛，胃中有振水声。舌苔水滑，脉滑无力。辨为脾胃之气不和，以致升降失序，中挟水饮，而成水气之痞。尊仲景之法以生姜泻心汤散水消痞，加茯苓健脾利水。

生姜20克，干姜4克，黄连6克，黄芩6克，党参10克，半夏15克，炙甘草10克，大枣12枚，茯苓30克。

此方连服7剂，痞消胃开，大便成形，胁痛肠鸣均轻。后依法调理3个月有余，饮食二便均至正常，体力如常，复查胃镜，病灶基本消失，病获痊愈。

病案来源：《刘渡舟教授治疗慢性胃炎的经验》

按：本案慢性胃炎为中医之水气痞，其中辨证要点是：痞满、便溏、肠鸣、胃有振水声、苔水滑，脉滑无力，一派脾虚挟饮之象。刘公辨为"水气痞""以生姜泻心汤散水消痞，加茯苓健脾利水"治之，使西医诊断之"慢性胃炎"得愈。

35. 慢性胃炎（慢性浅表性萎缩性胃炎）

董某某，女，37岁。

十余年前就发现有慢性胃炎，一直间断服药治疗，病情时好时坏。近半年来病情似有恶化，饮食渐减，周身乏力，大便稀溏，日行2次，恶寒怕风，稍有不慎，即患感冒，胃镜示慢性浅表性萎缩性胃炎。已服中西药物数月而无效，特求刘教授调理。

视其舌淡而苔白腻，切其脉则濡细无力。辨为久病损伤脾胃，脾之阳气不升，胃之浊阴不降，湿热阻于中焦，脾胃化源不足，土不生金，则肺气也虚，乃脾胃与肺共同为病。治当升举脾胃之阳气为主，辅以健脾化湿。方用升阳益胃汤：

羌活、独活、柴胡、防风各4克，红人参6克，白术12克，茯苓30克，炙甘草10克，黄芪20克，白芍12克，半夏16克，黄连3克，泽泻10克，陈皮8克。

服药7剂，纳增便减，周身轻松。又服7剂，诸症若失。细心调理两月有余，胃镜复查只有部分浅表病灶存在，自觉饮食体力如常人，数年之苦，终于痊愈。

病案来源：《刘渡舟教授治疗慢性胃炎的经验》

按：萎缩性胃炎，其炎症深入黏膜固有膜并导致固有腺体萎缩，使黏膜层变薄，黏膜皱襞平坦，甚或消失。部分患者幽门括约肌功能失调，使十二指肠内容物反流入胃，而引起胆汁反流性胃炎。中医把慢性胃炎多归"胃痛"、"痞满"、"嗳气"、"嘈杂"等范畴。脾胃素虚、郁滞胃脘、升降失常，是本病的基本病机。治疗多以健脾益胃、疏肝和胃、理气降逆为法。

本案刘公认为脾、胃、肺三者虚损，湿阻中焦，脾阳不升、胃气不降、肺气不宣，而为本病。以升阳益胃健脾和胃、理气化湿为治，服升阳益胃汤。升阳益胃汤由黄芪、半夏、人参、甘草、独活、防风、白芍、羌活、橘皮、茯苓、柴胡、泽泻、白术、黄连、生姜、大枣16味药物组成。具健脾益气升阳，和胃理气除湿之功，用治脾胃虚弱，湿滞留中焦之证。刘公用此，果然7剂而除数年之苦。

36. 慢性胃炎（阴虚胃痛）

钟某某，女，68岁。

患慢性胃炎多年，近来病情渐重，心下痞满隐痛，纳呆，口干咽燥，渴不欲饮，且饮水不解，大便数日一行，干如羊屎，舌红少津而有裂纹，无苔，脉细数。综观脉证，一派阴虚之象，遂处以养胃之方：

麦冬20克，玉竹30克，生扁豆15克，生甘草10克，沙参12克，桑叶6克，玫瑰花2克，白梅花2克。

连服14剂，诸症始见好转，舌上生苔，原方不变，续服3个月有余，病情方愈。刘老治疗阴虚胃痛，常在大量滋阴药物的基础上，加上小量玫瑰花和白梅花，其作用主要在于防止滋阴药腻胃。此二药并有治疗肝胃气痛的作用，且"玫瑰花香气最浓，清而不浊，和而不猛，柔肝醒胃，行气活血，宣通窒滞，而绝无辛温刚燥之弊"（《本草正义》），对于慢性胃炎之阴虚者，实有一举两得之妙。

病案来源：《刘渡舟教授治疗慢性胃炎的经验》

按：阴虚胃痛属虚痛范畴，其疼痛性质多为胃脘部隐隐灼痛，其辨证要点是：食欲不振，口干咽燥，舌红少苔，脉细数。临床上主要表现为慢性浅表性胃炎、萎缩性胃炎、消化性溃疡等病的一个类型。

本案刘公所拟"养胃方"是以《温病条辨》益胃汤加减而成，益胃汤组成是：沙参、麦冬、冰糖、细生地、玉竹。去冰糖、细生地，加玫瑰花、白梅花、生扁豆、桑叶、生甘草。其中用白梅花开胃解郁，理气散结，用于脘闷痛、纳呆；玫瑰花有健脾降火之功；扁豆补脾和中，主脾胃虚弱、食欲不振；桑叶平抑肝阳防其乘胃阴之虚用意深远。

37. 慢性胃炎（肝郁胃湿）

沈某某，男，48岁。

患慢性胃炎多年。其人体肥而多郁，喜啖肥甘，消化不良，食后胃痞，时呕酸苦，胸胁苦满。切其脉弦，视其舌苔白腻而厚。通过脉证分析，辨为肝郁胃湿，中焦气机受阻所致。方用柴平煎：

苍术10克，厚朴16克，陈皮12克，半夏15克，生姜10克，炙甘草3克，党参6克，黄芩10克，柴胡12克，大枣5枚。

此方服至7剂，则病减大半。嘱其"少荤多素，遇事不怒"，继续服药，将息而瘳。

平胃散与大黄黄连泻心汤治疗慢性胃炎脾胃湿热型有立竿见影之效，方用平胃散和胃化湿，大黄黄连泻热消痞，二方合用，湿化热清则痞消病愈。某人患胃病，脘中痞闷，泛酸涌苦，胃中嘈杂，烧心作痛，舌红而苔白腻，脉濡数，多方治疗不愈，特邀刘渡舟教授会诊，切脉视舌，辨为湿浊生热之证。乃用平胃散加黄连 10 克、大黄 2 克，服至 7 剂则酸水不泛，嘈杂与烧心皆愈。

病案来源：《刘渡舟教授治疗慢性胃炎的经验》

按：本案患者"多郁"、"时呕酸苦，胸胁苦满"、"脉弦"，为肝郁气滞、少阳枢机不利之小柴胡汤主证；"消化不良，食后胃痞"、"苔白腻而厚"为胃中湿邪为患。刘公辨为肝郁胃湿，中焦气机受阻所致。方用柴平煎，《医方考》：用小柴胡汤以和解表里，平胃散以健脾制湿，二方合而为一，故名曰柴平。和解少阳、疏肝解郁，健脾祛湿、理气和胃，是治脾虚有时、肝胃不和的一张良方。

38. 不能食

吴某某，男，32 岁。

病为不能食，强食则胃脘胀满、呃逆连发不能控制，经常口咽发干，尤以睡醒之后为显。热象虽甚而大便反泄。中医认为脾虚不运，投以人参健脾丸不应。两胁胀满，夜寐每有"梦遗"。视其舌红如锦、脉来弦细。辨为胃阴不足而肝气横逆之证，治当滋胃柔肝。刘老用自拟的"滋胃柔肝汤"：

沙参 15 克，麦冬 15 克，玉竹 10 克，生地 10 克，枇杷叶 6 克，荷蒂 6 克，川楝子 6 克，白芍 6 克，佛手 9 克，郁金 9 克。

连服 15 剂，其病告愈。

病案来源：陈明、刘燕华、李方《刘渡舟验案精选》

按：胃阴虚之证因胃之阴液亏虚，胃失濡润，口燥咽干，脘胀、呕呃，饥不欲食。本案不能食，还兼有"两胁胀满"及"梦遗"之肝肾症状，两胁胀满，肝气不舒，气郁化火导致胃阴耗伤，胃中阴液不足，失于濡润，胃气不降，并虚热内扰；梦遗之证，《类证治裁》云："心为君火，肝肾为相火。君火一动，相火随之，而梦泄焉。"再参其舌脉，刘公以为"胃阴不足而肝气横逆之证"，以"滋胃柔肝汤"养胃疏肝，实土以抗肝乘，使肝胃和谐而能食矣。

39. 心下悸

阎某某，男，26岁。

患心下筑筑然动悸不安，腹诊有振水音与上腹悸动。三五日必发作一次腹泻，泻下如水，清冷无臭味，泻后心下之悸动减轻。问其饮食、小便尚可。舌苔白滑少津，脉象弦。辨为胃中停饮不化，与气相搏的水悸病证。若胃中水饮顺流而下趋于肠道，则作腹泻，泻后胃稍减，故心下悸动随之减轻。然去而旋生，转日又见悸动。当温中化饮为治。疏饮方：

茯苓20克，生姜24克，桂枝10克，炙甘草6克。

药服3剂，小便增多，而心下之悸明显减少。再进3剂，诸症得安。自此以后，未再复发。

病案来源：陈明、刘燕华、李方《刘渡舟验案精选》

按：本案上腹悸动，有振水音，泻下清冷如水、小便可、舌苔白滑乃寒饮停胃不化之证，刘公以茯苓甘草汤温中化饮治愈。

此水停中焦，非气化不行者，故不渴，则用茯苓甘草汤，温胃散水。茯苓淡渗，利水；桂枝通阳化气，止惊；生姜入胃，温散胃间水饮；甘草补脾和中；桂枝止有水气而悸者佳。甘草能"通经脉，利血气"，桂枝能温经通脉，平冲逆，与甘草同用可制动悸。仲景在治疗动悸（无论是心下悸或脐下悸）的方剂（如桂枝加桂汤、苓桂术甘汤、苓桂甘枣汤、茯苓甘草汤）中均为甘、桂合用。

本案用茯苓甘草汤而不用五苓散，是因为五苓散健脾利水，主治水停膀胱、气化不行、小便少（或不利），少腹里急，口渴之证；本证为水停在胃，小便利、心下悸、口不渴，正是茯苓甘草汤温胃散水的用武之地。若用五苓散则误矣。

40. 泄泻（神经性腹泻）

某某，女，64岁，身体胖，1968年8月12日就诊。

患者患腹泻十余年，情绪紧张和劳累后发作，发作时每日泄泻无度，甚至30至40次之多，随情绪缓解，腹泻亦逐渐缓解。屡次大便化验无明显异常，西医诊断为神经性腹泻，中西医药治疗均无明显效果，遂请刘公诊治。

查患者脾胃素弱，食量较小，食稍过量则完谷不化，心下常觉痞闷不适，噫气频频，时有干呕，肠中辘辘作响，水泻日行十数次，腹不痛，身无热，小便少，不思饮食，按脘腹膨胀，重按无物，舌质淡胖，舌苔水滑，脉细无力。证为脾虚失于运化，中焦升降失司，水邪流于肠间，发为脘痞而水泻。拟生姜泻心汤加味：

生姜15克，干姜3克，黄连6克，黄芩6克，党参9克，炙甘草9克，姜半夏9克，白茯苓18克，大枣7枚。

服3剂，水泻减轻，仅日泻二三次，食欲好转。

连服6剂，水泻及诸症全失。

病案来源：侯泽民、张蕴馥整理

按：本案腹泻，十余年迁延不愈，情绪紧张而发作，属肝胃不和、脾虚不运。生姜泻心汤本由小柴胡汤加减而来，变原来和解表里为和解中州上下，重用生姜以之温胃散水，刘公加入茯苓，意在加强健脾利水之力。果然切中病机，一投见效，再投十年沉疴得起。

41. 泄泻（慢性肠炎）

黎某，男，24岁。1993年6月30日初诊。

患者多年大便溏泄，每日三四行，少腹疼痛、一痛即泄、而有不尽之感，虽泻而其腹痛不减，大便带有白色黏液。西医诊断为"慢性肠炎"。患者面色晦滞、胁肋胀满、口虽干而不欲饮，舌质暗红、苔白腻、脉弦小涩。此证为肠有滞热，热灼津液下注为利，又兼有肝气郁滞，疏泄不利，气郁化火等证情，而非一般腹泻之可比。治当用泻热破结，"通因通用"，散结理气之法治之，用大黄牡丹皮汤和四逆散加减：

大黄 3 克，丹皮 12 克，冬瓜仁 30 克，桃仁 14 克，双花 15 克，柴胡 12 克，枳壳 10 克，木香 10 克。

5 剂都尽，少腹疼痛大减，大便次数减为每日 2 次，仍有黏液和下利不爽之感，此乃余邪不尽之症。又服 5 剂，少腹不痛，大便顺畅（每日 1 次）、黏液不见。后以调理脾胃善后，数剂而愈。

病案来源：陈明、刘燕华、李方《刘渡舟验案精选》

按：本案慢性肠炎属中医慢性腹痛腹泻，证情较为复杂，凡临床病程较长，腹痛不甚，腹痛喜按，小便利、不渴多属虚证；而少腹痛、泄，虽泻其腹痛不减，有不尽之感，又为实证表现；"大便带有白色黏液"似为寒证，而又有"舌质暗红"之热象；既有少腹痛、腹痛而泄，又有胁肋胀满诸证。故刘公认为本案"非一般腹泻之可比"，诊为肠有滞热，灼津下注为利，兼肝气郁滞化火。用"通因通用"之法泻热破结，辅以散结理气，用大黄牡丹皮汤和四逆散加减治之，十数剂而愈。本案复杂，易致医者迷茫，非高明大师堪破癥结，难以"通因通用"之刀速斩此"乱麻之证"！

大黄牡丹皮汤为《金匮要略》方，主"肠痈初起，右少腹疼痛拒按，甚则局部有痞块，发热恶寒，自汗出，或右足屈而不伸，苔黄腻，脉滑数者。"现代常有报道，用以治疗急性阑尾炎、急性胆囊炎、痔疮、慢性前列腺炎、急性白血病伴回盲肠综合征等病，获得良效，诚可宝之。

42. 腹痛（十二指肠溃疡）

闻某某，男，37 岁。

患十二指肠球部溃疡，已一年有余，某医院外科建议手术治疗。其病发作，常于每夜十二时左右，见左下腹胀痛，呕吐反酸，周身寒战，头目眩晕。查脉弦缓，舌质淡嫩，苔白而润。

从舌脉看，反映了肝胃寒邪上逆之象。子夜为阴盛之极，故病发胀痛、呕吐；阴来搏阳，故寒战。为疏吴茱萸汤：

吴茱萸12克，生姜12克，党参9克，大枣12枚。

服2剂，诸症皆减，惟大便干，原方加当归9克，服12剂，病愈。

病案来源：刘渡舟《通俗伤寒论》

按：十二指肠溃疡属中医"胃脘痛"范围。俗称"心口痛"，"心下痛"。主要症状为上腹部疼痛，表现为钝痛、灼痛或剧痛，呈周期性发作，常伴有嗳气、反酸，少数患者可有恶心、呕吐等症状。患者多在空腹时疼痛，进餐后缓解，也可于晚间睡前或后半夜出现疼痛。病因有病邪犯肺、肝气郁结和脾胃虚寒，活动期中，以热证（湿热、郁热）、虚寒证和气滞证为多。治疗上遵《内经》六腑以通为用而施法，以健脾消食、和胃、疏肝理气、敛酸止痛为根本。

本案患者少腹胀痛同时兼备阳明寒呕、厥阴眩晕，呕酸、寒战夜半时发。刘公辨为"肝胃寒邪上逆"，以吴茱萸汤温中止痛，去水邪，止呕吐之功，针对虚寒性挟有水饮的胃脘疼痛和寒性吞酸证。方中吴茱萸苦温，归肝、脾、胃、肾经，能温胃寒止呕止痛，燥湿降阴浊，治呕逆吞酸，厥阴头痛，脏寒吐泻，脘腹胀痛；参枣甘温而补中，助胃气以扶虚、寒去，饮散，使中焦脾胃升降功能复常。

43. 腹痛（肠功能紊乱）

周某某，女，65岁。1994年3月28日初诊。

患者腹中绞痛、气窜胁胀、肠鸣辘辘、恶心呕吐，痛则欲便、泻下急迫、便质清稀。某医院诊断为"肠功能紊乱"，服中、西药，效果不显。病延二十余日，经人介绍，转请刘老诊治。其人身凉肢冷、畏寒喜暖，腹痛时，则冷汗淋漓、心慌气短，舌淡而胖、苔腻而白、脉沉而缓。综观脉证，辨为脾胃阳气虚衰，寒邪内盛。《灵枢·五邪》云："邪在脾胃……阳气不足，阴气有余，则寒中肠鸣腹痛"。治用《金匮要略》"附子粳米汤"温中止痛，散寒降逆。

附子 12 克，半夏 15 克，粳米 20 克，炙甘草 10 克，大枣 12 枚。

服 3 剂，痛与呕减轻，大便成形。又服 2 剂病基本而愈。改投附子理中汤以温中暖寒。调养十余日，即康复如初。

病案来源：陈明、刘燕华、李方《刘渡舟验案精选》

按：此"肠功能紊乱"案，刘公"辨为脾胃阳气虚衰，寒邪内盛。"治用"附子粳米汤"温中止痛，散寒降逆，3 剂痛减，5 剂而愈，获效速捷。

刘公使用附子粳米汤的辨证要点是：腹痛呕吐肠鸣，气逆，胃寒而气冲，脉弦舌淡。并作歌云："附子粳米胃寒虚，寒搏气逆呕痛居，附子温寒下降逆，粳米草枣缓中虚。"

44. 下利脓血（肠伤寒）

程某某，男，56 岁。

患肠伤寒住院治疗 40 余日，基本已愈，惟大便泻下脓血，血多而脓少，日行三四次，腹中时痛，屡治不效。其人面色素来不泽，手脚发凉，体疲食减，六脉弦缓，舌淡而胖大。此证为脾肾阳虚，寒伤血络，下焦失约，属少阴下利便脓血无疑。且因久利之后，不但大肠滑脱，而气血虚衰亦在所难免，治当温涩固脱保元：

赤石脂 30 克（一半煎汤、一半研末冲服），炮姜 9 克，粳米 9 克，人参 9 克，黄芪 9 克。

服 3 剂而血止，又服 3 剂大便不泻而体力转佳。转方用归脾汤加减，巩固疗效而收功。

病案来源：刘渡舟《通俗伤寒论》

按：本案刘公诊为"少阴下利便脓血"，因下利脓血日久，气血虚衰，"温涩固脱保元"乃为当务之急，以赤石脂汤加参芪温养正气而保元，果然服药三剂，正气得复，下血自止。

45. 下利（慢性菌痢）

王某某，男，46 岁。

患者大便下利达一年之久，先后用多种抗生素，收效不大。每日腹泻 3～6 次、呈水样便、并挟有少量脓血，伴有里急后重，腹部有压痛、以左下腹为甚，畏寒、发热（37.5℃左右），舌红、苔白、脉沉弦。粪便镜检有红、白细胞及少量吞噬细胞。西医诊断为"慢性菌痢"。辨证：脾脏气血凝滞，木郁土中所致。治法：调脾胃阴阳，疏通气血，并于土中伐木。

桂枝 10 克，白芍 30 克，炙甘草 10 克，生姜 10 克，大枣 12 枚。

服汤 2 剂，下利次数显著减少，腹中颇觉轻松。3 剂后则大便基本成形，少腹之里急消失。服至 4 剂则诸症霍然而瘳。

病案来源：陈明、刘燕华、李方《刘渡舟验案精选》

按：本案慢性细菌性痢疾，缠绵年余，屡治无效。刘公以桂枝加芍药汤，"调脾胃阴阳，疏通气血"，扶土抑木，力克顽疾。运用仲景之妙，存乎刘公一心，其精彩绝技令人击节！据本案原作者云："临床运用本方时，如能抓住脾胃不和，气血不利和肝木乘土三个环节，则用之不殆，历验不爽"。由此，悟得刘公当年让我读阎德润先生所著《伤寒论评释》的用意，阎先生云：桂枝含"肉桂精油对细菌能抑制其发育"，且"能使肠内膜之毛细血管收缩，阻止其过量之分泌"，其对慢性菌痢的治疗亦应有此层意义。

46. 腹痛（肠粘连梗阻）

某某，男，40 岁，1969 年 11 月 20 日入院。

曾患肠伤寒穿孔，手术，有肠粘连。

近三四日来无大便，下部全闭，原手术切口部位（阑尾上位）剧痛，入院前晚呕吐，先吐食物，后吐黄水，后腹胀明显，痛位刀口剧痛，拒按，腿不能伸（因疼痛之故），体温 37.7℃，面色萎黄，胃脘、胸部呈桶状，胀满，脐右手术刀口旁痛拒按，侧卧屈膝而睡。肝脾肺无异常，胃脘鼓音，肠鸣音亢进，小便利。化验：白细胞 $10.5×10^9/L$。

诊断：肠梗阻。

西医：应用抗生素、灌蓖麻油半斤/次；同时准备手术。

第二天，中医诊断如上，插胃管胃肠减压后，呕吐止。舌白厚无黄燥，无大热。顾虑以大承气加活血清热恐不当，遂以小承气汤加香附、元胡、二花、地丁、公英、当归、赤芍、乳没，1剂。服后饭前无反应，即以大承气（上方加芒硝3钱），下午2：00～3：00时腹痛甚，打一止痛针，夜里两次大便，色黑，有黏液。又进1剂，愈，出院。带2剂参苓白术散将息。

病案来源：侯泽民、张蕴馥整理

按：本案脘腹胀满疼痛拒按、不大便而呕，属于急症。刘公以小承气汤治之，病重而药轻，不为所动；刘公遂投以大承气汤，一剂使之通畅，二剂痊愈出院。从其"色黑、有黏液"之排泄物来看，此阳明腑实非因燥屎，而手术所致粘连也。故属手术后肠粘连者，酌情选用三承气汤，逐渐为中西医者所接受。

47. 急性胰腺炎

陈某，男，36岁，1965年10月21日初诊。

患者因恶心呕吐、全腹剧痛急诊入院。家属代诉，2小时前因酗酒、暴食而突发刀割样腹痛，并呕吐大量胃内容物，曾有短时昏迷。苏醒后诉腹痛剧烈，牵及腰背，无排便、排气。入院后被诊为急性出血性坏死性胰腺炎，西药治疗未效，邀刘师诊治。刻下腹痛如绞，痛及腰背，烦渴欲呕，腹壁拘急，痛处拒按，大便3天未行，舌暗红苔黄腻而厚，脉弦滑而数。刘师以为热瘀交阻，非清不能平，非下不能通，拟用大柴胡汤加味：

金银花20克，柴胡12克，黄芩、丹皮、丹参、枳实、元胡各15克，赤芍30克，木香9克，半夏12克，生姜3片，生大黄10克（后下），芒硝8克（冲）。首日2剂，以后每日1剂，水煎服。

连服 5 天，排出臭秽稀便甚多，腹痛减轻。再进 5 剂，大便每日 2～3 次，腹痛范围仅限中腹，原方去芒硝，大黄减为 6 克，加郁金 15 克、桃仁 9 克，续服 7 天，诸症悉减。再服 3 天，告愈，有关实验室检查各项指标均在正常范围。调养半月出院，1 年后追访未见异常。

病案来源：吴沛田《刘渡舟教授活用经方验案八则》

按：急性胰腺炎临床主要症状为腹痛、腹胀、恶心、呕吐。属中医"胃脘病"、"胁痛"、"膈痛"、"腹痛"、"胃心痛"、"脾心痛"的范畴。其重症者出现腹痛、呕吐、便结、黄疸等，又属于"结胸"、"厥脱"或"阳明腑实证"范畴。

常由饮食不节、恣食肥腻醇酒或肝气郁结，湿热内蕴，横逆犯胃，使肝胆失疏而发病。中医治疗，早期以阳明腑实证为主者，宜清热攻下，急下存阴；中期湿热困脾，气滞血瘀者，宜芳香化湿，健脾益气，活血化瘀；后期脾虚血瘀者，宜健脾益气，活血化瘀。

本案为少阳阳明合病，热瘀交阻，少阳枢机不利，致肝胆失于疏泄，热结阳明之腑，肠中燥屎不通，致使诸证丛生。刘公以大柴胡加味治之，既疏理清解少阳肝胆热毒，又下阳明燥结，泻便排毒泄热，双解邪气，诸证悉除。

48. 习惯性便秘

秦某，男，68 岁。1966 年 1 月 13 日初诊。

便秘 2 年余，每 4～5 日 1 行，大便不爽或干燥，解后常感意犹未尽。刻下脘腹胀满，气短，动则尤甚，眩晕乏力，舌淡胖有齿痕，舌苔薄白，脉缓无力。治宜健脾祛湿，用苓桂术甘汤加味：

白术、云苓、白芍各 20 克，桂枝 9 克，甘草 8 克，枳实 10 克，川芎 8 克。每日 1 剂，水煎服，饭前半小时服用。

3 剂后便通胀减，仍以原方服 12 剂，诸症悉除，乃去川芎、甘草，再进 7 剂巩固之。随访半年未复发。

病案来源：吴沛田《刘渡舟教授活用经方验案八则》

按：便秘，有实秘、虚秘之分。实秘有肠道热结、气郁便滞、阴寒积滞便秘；虚秘包括气虚、血虚、阴虚、阳虚便秘。

老年习惯性便秘，除少数为实秘外，总是虚秘为多，对于虚秘亦大致分为两大类：

一为阴虚便秘，即"无水行舟"。其病机可因于津枯，如脾约便秘，《杂病源流犀烛》："脾约，液枯证也。"为脾虚津耗、肠液枯燥所致大便艰涩、便秘；或因于热结，即实热伤津，大便干结；血虚便秘亦可归于此类。治疗总的原则"增水行舟"，以生津润肠之燥结为治，或兼养血，或兼清热。

一为气虚便秘，即"无力行舟"。其病机可因于气虚，可因于阳虚，使大肠对糟粕之传导功能减弱，大便虽未燥结，但大肠无力排泄；阳虚亦可归于此类。治疗总的原则"增力行舟"，以益气润肠"增水"与"增力"兼顾为治，或兼温阳，或兼养阴。

老年便秘虽多以虚为主，但也有少数实证，即便如此，治疗上也不能一味攻下，而宜攻补兼施。

本案患者以气虚为主，兼有湿气，故刘公以苓桂术甘健脾益气祛湿，桂枝亦有鼓舞肠之功能作用，加白芍润燥、枳实川芎行气通肠，合奏"增力行舟"之功。

49. 呃逆

马某某，女，70 岁。

因生日多食酒肉而发生呃逆、声震屋瓦、不得安宁。头之两侧太阳穴因打呃而酸痛。其人口苦而臭秽，且燥渴欲饮、腹满便秘、小溲黄赤。辨为肝胃火气上冲所致。《素问·至真要大论》所云："诸逆冲上，皆属于火"之谓也。治当苦寒直折，使其火降，则呃逆自止也。

黄连 10 克，黄芩 10 克，黄柏 10 克，栀子 10 克，大金钱草

20 克，白花蛇舌草 15 克，龙胆草 8 克。

连服 3 剂，病衰大半。转方用黄连导赤汤，促使火热之邪从小便而出。

黄连 10 克，生地 30 克，木通 10 克，淡竹叶 15 克，生甘草 6 克。

服 5 剂而病瘥。

病案来源：陈明、刘燕华、李方《刘渡舟验案精选》

按：呃逆，西医认为是因为膈肌痉挛收缩而引起。其轻者可因饮食过饱、受凉，或生化、物理刺激引起。其重者，仅兼局部表现，出现头颈部、胸部、腹部体征，应注意相关部位有无炎症和肿瘤；有无全身及神经系统表现，应注意有无生命体征、局部体征和脑膜刺激征。西医治疗，总以解痉为要。

中医认为，呃逆为胃气不降，上逆冲咽喉并动膈而成。其证喉间呃呃连声，声短而频，不能自制，有声无物。其病因可由饮食不节，胃失和降；或情志不和，肝气犯胃，正气亏虚或耗伤中气等引起。

呃逆的辨证施治，须先辨虚实寒热。常见证型有：胃中寒滞型、胃火上逆型、气逆痰阻型、脾胃阳虚型、胃阴不足型和肝气郁结型。本病轻者可不治自愈；少数危重患者出现呃逆者，是元气衰败，胃气将绝之征象，预后不良。

本案为胃火上逆。刘公"辨为肝胃火气上冲"，其关键在"火"，认为以"苦寒直折，使其火降，则呃自止"。投以黄连解毒汤加味，3 剂其证著减。从刘公以黄连导赤散收功看，本证当以湿热为主。

五、肺病

50. 咳嗽

周某某，女，57 岁。1989 年 9 月 6 日初诊。

咳嗽二十余日，痰多而黏稠，汗出微喘。患者平素大便偏干，四五日一行。今者咳甚之时，反见大便失禁自遗。问小溲则称频数而黄。舌红、苔滑，脉来滑数。证属热邪犯肺，肺与大肠相表里，下联于肠，迫其津液，使其传导失司，则见失禁之象。治以清热宣肺止咳为要。处方：

麻黄5克，杏仁10克，炙甘草6克，生石膏30克，芦根30克，葶苈子10克，枇杷叶15克，竹茹15克，苡米30克。

服药7剂，咳嗽之症大减，遗矢之症已愈，口又见干渴，大便转为秘结。乃予宣白承气汤：

生石膏20克，杏仁10克，瓜蒌皮12克，大黄2克，甜葶苈10克，花粉10克，枇杷叶10克，浙贝10克。

3剂而病愈。

病案来源：陈明、刘燕华、李方《刘渡舟验案精选》

按：本案属于急性支气管炎，刘公将此症归纳为风寒、风热、温燥三型（见第一部分《刘渡舟伤寒证治传真》）。仲景凡用麻杏石甘汤处，均有："汗出而喘，无大热"之证。对本案为肺与大肠脏腑表里俱病，临床所见肺之脏气不能肃降，上逆为咳为喘，于大肠腑气不下，肠壅而大便不通，二者相辅相成。临床上宣肺止咳常配通肠腑之品，通便常合宣肺之药。刘公先以麻杏石甘汤加味以平肺止咳喘，后以宣白承气汤以通便降气，先后各有侧重，正是此意。

51. 咳喘

孙某某，女，46岁。

时值炎夏，夜开空调，当风取凉，因患咳嗽气喘甚剧。西医用进口抗肺炎之药，而不见效；又延中医治疗亦不能止。马君请刘老会诊：脉浮弦、按之则大，舌质红绛、舌苔水滑，患者咳逆倚息，两眉紧锁，显有心烦之象。辨为风寒束肺，郁热在里，为外寒内饮，并有化热之渐。为疏：

麻黄4克，桂枝6克，干姜6克，细辛3克，五味子6克，白芍6克，炙甘草4克，半夏12克，生石膏20克。

此方仅服2剂，则喘止人安，能伏枕而眠。

病案来源：陈明、刘燕华、李方《刘渡舟验案精选》

按：本案为风寒型急性支气管炎转内之外寒内饮、郁热在里之证，理当既能外散寒邪，又能内蠲水饮的小青龙汤主之。刘公临证对此有热、心烦者，加生石膏，以清在里之热，即所谓小青龙加石膏汤是也，2剂而安，奇效果然。

52. 咳喘（慢性支气管炎）

柴某某，男，53岁。1994年12月3日就诊。

患咳喘十余年，冬重夏轻，经过许多大医院均诊为"慢性支气管炎"，或"慢支并发肺气肿"，选用中西药治疗而效果不显。就诊时，患者气喘憋闷，耸肩提肚，咳吐稀白之痰。每到夜晚则加重，不能平卧；晨起则吐痰盈杯盈碗。背部恶寒。视其面色黧黑、舌苔水滑，切其脉弦、寸有滑象。断为寒饮内伏，上射于肺之证。为疏小青龙汤，内温肺胃以散水寒。

麻黄9克，桂枝10克，干姜9克，五味子9克，细辛6克，半夏14克，白芍9克，炙甘草10克。

服7剂而咳喘大减，吐痰减少，夜能卧寐，胸中觉畅。后以《金匮要略》之桂苓五味甘草汤加杏仁、半夏、干姜正邪并顾之法治疗而愈。

病案来源：陈明、刘燕华、李方《刘渡舟验案精选》

按：本案咳喘吐痰，痰色清稀，背部恶寒，舌苔水滑，为寒饮内扰于肺，肺失宣降所致。与小青龙汤证相符，服本方则使寒邪饮去，肺气通畅而咳喘自平。

方中麻黄、桂枝共同发汗解表，为寒热而无汗，恶寒发热而设，同时麻黄能平喘，桂枝能温胸阳、化寒饮；细辛，辛温发散力强，能发散水中之寒；干姜温暖脾肺，二药合用，有助于去水饮，加半夏降逆、祛痰。

痰饮为水谷之精所化，水谷精微既变成痰，就不能化生气血津液，故"有一分痰，便虚一分气血津液"，所以既要看到患者有邪的一面，还要看到患者虚的一面，所谓"虚者责之，盛者责之"。用麻桂的同时用芍药，既能化痰，又意在佐制，使麻、桂辛温、发汗、解表而不耗伤津血；用姜、辛、半夏同时用五味，既能止咳敛肺气，又意在佐制姜、辛、半夏之燥烈之性。加甘草，甘草补气，使诸药驱邪而不伤正；跟芍药相配能和阴，跟五味子相配能酸甘化阴。所以本方对于治疗有寒饮而又受风寒所产生的喘咳是一张良方。

53. 咳喘（感冒并发肺炎）

刘某某，男，33 岁，内蒙古赤峰市人。1994 年 1 月 5 日初诊。

感冒并发肺炎，口服"先锋四号"，肌注青霉素。身热虽退，但干咳少痰，气促作喘，胸闷。伴头痛、汗出恶风，背部发凉，周身骨节痠痛，阴囊湿冷。舌苔薄白、脉来浮弦。证属太阳中风，寒邪迫肺，气逆作喘。法当解肌祛风，温肺理气止喘。

桂枝 10 克，白芍 10 克，生姜 10 克，炙甘草 6 克，大枣 12 克，杏仁 10 克，厚朴 15 克。

服药 7 剂，咳喘缓解，仍有汗出恶风，晨起吐稀白痰。上方桂枝、白芍、生姜增至 12 克。又服 7 剂，咳喘得平，诸症悉除。医院复查，肺炎完全消除。

病案来源：陈明、刘燕华、李方《刘渡舟验案精选》

按：本证风寒袭表，营卫不和，致肺气不降，上逆作喘。《伤寒论》有："喘家，作桂枝汤，加厚朴、杏子佳。"系素有喘病，新感太阳中风，必致肺气不利，而使其喘加重。此喘病之本在于"太阳中风"，引发喘作，是为标，加厚朴、杏子乃标本兼治。凡喘家中风用本方者皆为实证，其虚者皆不当用。非为宿疾，中风而有喘者皆效。本案外有太阳表虚之证，内有气逆作喘，刘公用桂枝加厚朴杏子汤，实为精当，14 剂而收获全功。

以上三例病案均为咳喘证，而刘公分别为麻杏甘石汤、小青龙汤、桂枝加厚朴杏子汤治之，殊途而同归。

麻杏甘石汤证为表邪化热迫肺、发热汗出不透而喘，用宣肺清热法为治；小青龙汤证为表寒里饮，表寒未解、寒水射肺，发热恶寒脉浮紧，无汗干呕咳而喘，用发散表寒、温化里饮法为治；桂枝加杏汤证为喘家所感或中风误下后，新邪引发宿喘，或表邪内陷，发热汗出恶风脉浮缓而喘，以辛温解肌宽胸下气法为治。同为咳喘，方药不同，而同收捷效，是谓"同病异治"之妙。

54. 咳喘（过敏性哮喘）

赵某某，男，5岁半。1993年5月20日初诊。

有过敏性哮喘史，每闻异味后先嚏后咳，继之则发气喘。近两个月病情加重，咳喘不能平卧。西医检查：两肺有哮鸣音，并伴有细小的湿啰音，血液白细胞及嗜酸性细胞均有增高，体温37.8℃。诊断：过敏性哮喘合并肺部感染。给予抗生素及"扑尔敏"、"氨茶碱"等药治疗，然气喘不见缓解。现症喉中痰鸣，痰不易咳出，并伴有纳呆、胸闷、腹胀、烦躁不安、小便短赤，大便不调等症。舌质偏红，苔白厚腻，脉来滑数。辨为湿热羁肺，积而生痰，痰湿上痹，肺气不宣，因而发生喘咳。拟芳香化浊，清热利湿，宣肺平喘为急务。

浙贝12克，菖蒲10克，射干10克，白蔻仁10克，茵陈10克，滑石12克，藿香8克，杏仁10克，苡米12克，黄芩6克，栀子8克，通草10克，桔梗10克，厚朴12克，前胡10克，紫菀10克。嘱服7剂。

服药后，咳喘明显减轻，夜能安卧，胸满不发。再服7剂，咳止喘平，两肺哮鸣音及湿啰音全部消失，血象恢复正常，诸恙皆瘥。

按：过敏性哮喘是一种顽固性、难治性常见疾病，其发病人群不仅仅是儿童，成年人发病也不少见。西医处理最主要是针对其过敏源：一是脱离过敏环境，二是进行抗过敏治疗，三是使用支气管解痉剂或皮质激素等。治疗过敏性哮喘引起的一系列并发症亦是临床重点，若处理不好，往往会产生严重后果。中医认为本病与肺、脾、肾密切相关。其发病或感六淫，化热入里，或因恣食肥甘，热自内生，痰因热动，致肺气不宣而生喘逆。初发多为痰热内壅，久之脾肾亦虚。

本案刘公认为是"湿热羁肺"，"痰湿上痹"而致，以"芳香化浊，清热利湿，宣肺平喘为急务"，用甘露消毒丹和三仁汤加减化裁，其效立至。可见对于一些缠绵难愈之顽疾，中医往往从湿痰入手而奏效乃一大优势。

55. 高热寒战（大叶性肺炎）

某某，女，18岁，学生。

1969年11月，其母患坐骨神经痛住院治疗，此女陪床照顾。一日夜晚，突然高热、寒战、胸痛。诊时高热寒战，心烦无汗，胸痛咳嗽，气喘急促，吐铁锈色痰，查体温41.5℃。脉浮紧数有力，舌质淡红，舌苔微黄而干。刘老云，此乃典型大青龙汤证。予大青龙汤原方：

麻黄18克，桂枝9克，杏仁9克，生石膏45克，甘草6克，生姜3片，大枣4枚。急煎服。

患者服下头煎，药杯拿在手里尚未放在桌上，瞬间周身汗出、热退、胸痛减轻。遂问刘公：药效何其快速如此？刘公笑笑，云：君不闻"覆杯而愈"之说乎？一服汗出热退，不必尽剂。

病案来源：侯泽民、张蕴馥整理

按：有人说，"中医治病是急病遇上慢郎中"、"中医不能治急症"，此案便是对此观点的回击。似此，服药"覆杯而愈"，针灸立竿见影者，多矣。实践中，凡临床见无汗、高热、烦躁、舌苔微黄、脉紧者，投大青龙汤鲜有不效者。大青龙汤——中医退热法宝之一也。

56. 溢饮

某某，32 岁。

患者两手臂肿胀，沉重疼痛，难于抬举。经过询问得知，冬天用冷水洗衣物后，自觉寒气刺骨，从此便发现手臂肿痛，沉重酸楚无力，诊脉时颇觉费力。但其人形体盛壮，脉来浮弦，舌质红绛，苔白。此乃水寒之邪郁遏阳气，以致津液不得流畅，形成气滞水凝的"溢饮"证。虽然经过多次治疗，但始终没有用发汗之法，所以缠绵而不愈。处方：

麻黄 10 克，桂枝 6 克，生石膏 6 克，杏仁 10 克，生姜 10 克，大枣 10 枚，甘草 6 克。

服药 1 剂，得汗出而解。

病案来源：孔祥辉《刘渡舟医案》

按：溢饮，是以头面、四肢或全身浮肿为主要表现的疾病。《金匮要略·痰饮咳嗽病脉证并治》："饮水流行，归于四肢，当汗出而不汗出，身体疼痛，谓之溢饮。"临床见体表和四肢肿胀，身体痛重，支节烦疼；或兼咳喘、胸闷、乏力等症。其病机为脾失健运，肾失开合，致水液代谢失常，饮邪内停，泛溢于肌肤和四肢，阻碍气血运行而为肿为痛。有人认为本病相当于西医所说内分泌功能失调性水肿。中医治水肿之法，"开鬼门，洁净府"，溢饮病位在肌表，"开鬼门"可也。

本案虽病起于感受水寒之邪，郁遏卫阳，"以致津液不得流畅，形成气滞水凝的'溢饮'证"，其人"手臂肿痛，沉重酸楚无力"，脉浮、苔白，邪仍在表，舌质红绛为里已有热，其人体壮，屡治无效，又从未施汗法，故刘公一剂大青龙汤，"得汗出而解。"

六、肾、膀胱病

57. 水肿（慢性肾小球肾炎急性发作）

某某，女，50 岁，住正定巧女村。1970 年 1 月 19 日入院。

1969 年 10 月以前自觉尿少，下肢浮肿，此时无血尿和头晕，治无好转，反见血尿 9 天。又治后浮肿有明显好转，后食羊肉中毒呕吐，浮肿明显加重，尿少，无腰痛头晕感，收住院。入院时检查：体温 37.5℃，血压 23.3/14.7kPa（175/110mmHg），神志清醒，皮肤无黄，对光反射（＋），心界向右扩大，心律整，100 次/分，腹膨有波动感（有水），下腹皮有指凹性肿，同时四肢浮肿（＋＋＋），面部、目皆肿，肝大，肋下 2 厘米，脾不大，肾区压痛。

尿检：血尿，蛋白（＋＋＋），红细胞（＋＋＋），管型（＋＋＋）。

血象：红细胞 4.65×10^{12}/L，血红蛋白 88g/L，白细胞 1.08×10^9/L，分类中性 0.71、淋巴 0.29。

透视：心向两侧扩大，两肺纹理增强。

诊断：慢性肾小球肾炎急性发作。

治疗经过：

入院后给予氯霉素、利血平、芦丁、维生素 C、利眠宁、氢氯噻嗪，未见好转，尿量无增。次日中西医结合治疗。

时萎靡，两目肿，目睁只露一线，四肢肿，腹如鼓，肝区胀痛拒按。肾区无明显压痛，尿少淡红，形寒口干不饮，舌红绛，两侧微有白苔，脉弦大。

诊为心阳不足，气不化水而肿，以通阳利水为主，兼泻相火，五苓散加味：

桂枝 6 克，猪茯苓各 15 克，炒白术 9 克，泽泻 9 克，薏苡仁 15 克，大腹皮 9 克，木通 6 克，白茅根 15 克，陈葫芦 30 克。

2 剂。

同时服西药，并无进展，小便仍不利，肿不消，肝区疼痛加重，西医加用红霉素，中药仍以五苓散为主加清肝利胆药，原方加茵陈、滑石，用后病势有增无减，恍惚昏睡，小便未利，肿更甚，分析为尿毒症象。西医认为应以利尿为治疗重心，加氨茶碱用量。

干玉米须 60 克，赤小豆 30 克，薏苡仁 30 克，车前子 15 克。水煎服。

下午服下，夜间尿大增，8 次/24 小时，每次约 300 毫升。次日，神志清楚，但仍有嗜睡，面肿显著消退，并能进少量食物。

西医：利血平、芦丁、氢氯噻嗪皆停用，增 10% 醋酸钾。上方中药连服 4 剂，之后，面部、四肢肿胀尽消，腹水亦有明显消退。血压 20.0/13.3kPa（150/100mmHg）。

尿常规：黄色、透明、酸性，蛋白（＋），红细胞（＋＋＋），白细胞（＋），管型无。

精神饮食皆增，肝区疼痛消失，无任何自觉不适。

此时见大便干，西医给予果导片，恶心，不欲食，次日恶心加重，且呕吐，接连 3 次大便黏液，腹痛下坠，大便化验：红细胞（＋），白细胞（＋）。西医加服健胃 2 号（胃酶之类）。

中医认为脾胃为后天之本，肝肾病减水消，亦应转治肠胃，以参苓白术散合香连丸方：

党参 9 克，炒白术 9 克，白扁豆 9 克，山药 12 克，陈皮 9 克，木香 1.5 克，黄连 1.5 克，车前子 9 克。水煎服。

2 剂，症状消失。仍服用：

党参 9 克，炒白术 9 克，白扁豆 9 克，山药 12 克，陈皮 9 克，薏苡仁 15 克，车前子 9 克，玉米须 15 克，赤小豆 15 克。

服 8 剂，血压 18.7/10.7kPa（140/80mmHg），肿消，饮食如常，二便如常，仅觉是心悸，别无不适，出院。

病案来源：侯泽民、张蕴馥整理

按：本案治疗先以通心阳、大剂健脾利水，病无机转；加茵陈、滑石，肿益甚；刘公以玉米须、赤小豆、薏苡仁、车前子，一服尿大增而肿消。

本慢性肾小球肾炎急性发作案，证情较为复杂，其临床见证，涉及心、肝、肾、脾胃。然无论何脏腑为病，均围绕中心症状——小便不利。刘公攻克此主要矛盾，其余迎刃而解。

刘公经验，治疗急性肾小球肾炎或肾小球肾炎急性发作，于辨证施治方中加用玉米须、赤小豆、薏苡仁、车前子（刘公名之为"玉米须汤"），对于利水消肿及整体症状好转要作用至关重要。

58. 水肿（急性肾小球肾炎）

某某，女，9 岁，住正定牛庄。

1969 年 12 月 31 日入院。

发病经过：五六日前饮食及小便减少，同时睑肿，伴有咳嗽。两三日前小腿胫部浮肿，尿黄，排尿无灼痛感。既往病史，仅患过感冒，余无病。当地治疗无效而来住院。

入院检查：体温 37.1℃，重度睑肿，视物困难，两踝上下、足背均有指凹浮肿，听肺呼吸音粗糙，肝脾不大，腹部稍胀满紧张。

尿常规：黄色、透明、酸性，蛋白（＋＋＋），颗粒管型（＋）。

血常规：红细胞 4.3×10^{12}/L，血红蛋白 88g/L，白细胞 1.56×10^9/L，中性 0.76，淋巴 0.24。

胸透：心肺未见异常。

诊断：急性肾小球肾炎。

治疗：西药青霉素、链霉素、维生素 B、维生素 C、止咳糖浆、氢氯噻嗪连用 5 天，面肿减轻，但尿量无增，时有恶心、呕吐，虽全停西药，改用中药。

中医接诊，面部轻度肿，两下肢浮肿，踝下尤甚，尿少黄，脉滑数，苔薄白。

时尿检：蛋白（＋＋＋），管型（＋），白细胞（＋＋），红细胞（－）。

宜清化湿热，通利膀胱，用八正散合玉米须：

瞿麦9克，萹蓄9克，滑石6克，大黄3克，玉米须15克，赤小豆15克，薏苡仁15克，车前子9克。因有呕恶，以生姜为引。

1剂后，小便次数、尿量显著增加，睑及面肿次日全消，恶呕失，食如常；下肢浮肿尚存。又服2剂后，下肢浮肿亦消，无任何感觉不适。

又服2剂，尿检未见异常，次日有尿检同前。遂出院（共住院10天），开参苓白术散合玉米须带走（党参、白术、扁豆、陈皮、茯苓皮、薏苡仁、玉米须）。

病案来源：侯泽民、张蕴馥整理

按：刘公治疗以上两例肾炎水肿，第1例单用玉米须汤配合西药治疗急性肾小球肾炎效果满意，但对与慢性者疗效如何，有待总结；对肾盂肾炎效果如何，有待观察；第2例玉米须汤配合八正散治疗。玉米须降压亦有效果，药理作用有待研究。刘公认为玉米须治疗急性肾小球肾炎和水肿，效果满意，值得研究。

59. 水肿（慢性肾小球肾炎）

包某某，女，49岁，农民。1994年10月3日就诊。

患者素体虚弱，于4个月前发现下肢有轻度水肿，当时未介意，后因水肿日趋加重，并逐渐波及全身，惧而求医。当地医院诊断为："慢性肾小球肾炎"，中西药迭进，肿势有所减轻。因正值三秋农忙之时，患者参加劳动2日，因之水肿又发，虽延医服药治疗而疗效并不明显。现症身面俱肿、下肢尤甚，按之如泥，小便短少，腰部酸楚不堪、胸中气满、呼吸气短、纳谷不香、舌淡、苔白腻、脉濡弱。尿检：蛋白（＋＋＋），颗粒管形（＋），红细胞（5～7）个/HP，白细胞偶见。血检：血红蛋白 90g/L，尿素氮等均正常。此乃水湿之邪先伏三焦，又因过劳伤气，使脾虚不运，引动水湿泛发，上干于肺，下壅于肾，升降出入枢机不利所致。治疗之法应当外散内利，"去菀陈莝"。选用茯苓导水汤治疗：

茯苓30克，泽泻15克，白术10克，桑白皮12克，大腹皮10克，木香10克，木瓜10克，陈皮10克，砂仁6克，苏叶6克，猪苓20克，槟榔10克。

服14剂，小便量增多、肿势顿挫。但大便溏薄、日行两次，气短乏力，畏恶风寒，带下质多清稀，舌脉如前。此水邪虽减而脾肾之阳气虚衰，气化不及，正不胜邪，水湿残留为患。治以通阳消阴，温补脾肾，化气利水，而用实脾饮加味：

茯苓30克，白术10克，草果10克，木瓜10克，大腹皮10克，木香10克，干姜5克，炮附子10克，厚朴9克，防己12克，黄芪16克，炙甘草6克。

上方服三十余剂，水去肿消，小便畅利，尿检正常，诸症随之而愈。嘱服金匮肾气丸，以巩固疗效。

病案来源：陈明、刘燕华、李方《刘渡舟验案精选》

按：本案慢性肾小球肾炎是疑难病症，刘公认为是"水湿之邪先伏三焦，又因过劳伤气，使脾虚不运，引动水湿泛发，上干于肺，下壅于肾"，病及脾肺、肾三脏。用茯苓导水汤"外散内利"、"去菀陈莝"，先治其标。然本案病机，脾虚是病之本，其"上干于肺，下壅于肾"，是因于"脾虚不运，引动水湿泛发"之故。故刘公待"小便量增多、肿势顿挫"后，以实脾饮加味"通阳消阴，温补脾肾，化气利水"，标本同治，使诸证去而病愈。

"去菀陈莝"出自《素问·汤液醪醴论》，为"开鬼门"、"洁净府"、"去菀陈莝"的治水三法之一。"菀"同郁，积也；"陈"，久也；"莝"，腐秽也。去其水气之陈积、祛除积聚水液，有学者认为是治水肿病的总则。

60. 水肿

金某某，女，52 岁。1992 年 1 月 15 日就诊。

主诉下肢水肿，按之凹陷不起，时轻时重。小便不利、色如浓茶，排尿时见足跟麻木。口渴、胸闷、气上冲咽、腰酸、困倦无力、时发头晕，舌体胖大、苔白、脉弦无力。刘老辨为气虚受湿，膀胱气化不利，水湿内蓄之证。治应补气通阳，化湿利水。拟春泽汤：

茯苓 30 克，猪苓 20 克，白术 10 克，泽泻 20 克，桂枝 12 克，党参 12 克。

服 3 剂，小便畅利，下肢水肿随之消退，口渴与上冲之症皆愈。转方党参加至 15 克，又服 5 剂，肿消溲利，诸症若失。

病案来源：陈明、刘燕华、李方《刘渡舟验案精选》

按：刘公认为：治疗水肿，要分虚实表里阴阳，总的大法是"开鬼门，洁净府"。治疗水肿，首先分清阳、阴水。阳水属于热实，治以发汗、利尿，荡涤水结为主；阴水见于急性期后，属于虚寒，治以补脾、补肾或脾肾双补为主。临床实践也有阴水用温补无效、而攻下又恐患者难支，此时当用九补一攻、七补一攻、五补一攻，灵活运用。

本案为阴水证，刘公用春泽汤。春泽汤有数种不同处方，刘公所用五苓散加人参方，乃来源于《世医得效方》，原方主治伤暑泄泻，泻后仍渴，小便不利。本案"气虚受湿，膀胱气化不利，水湿内蓄"用春泽汤正合病机，得奏奇效。

61. 水肿（黏液性水肿）

高某某，女，37 岁。

患浮肿 8 年，每每因遇寒冷而加剧，曾经西医诊断为黏液性水肿，多方求治无效。患者全身浮肿，以颜面部为甚，伴恶寒，肢体沉重疼痛，无汗，胸脘痞满，小便不利，大便常秘。舌苔白滑，脉浮紧。

麻黄 9 克,桂枝 6 克,杏仁 10 克,炙甘草 3 克,苍术 10 克。3 剂。

每次服药后,均有微汗出。3 剂服尽,肿消,其他各症亦随之而愈。为巩固疗效,以苓桂术甘汤善后。

病案来源:赵东奇《伤寒大师刘渡舟医案》

按:刘公认为,治疗水肿,要分虚实、寒热、表里、阴阳,总的大法是"开鬼门,洁净府"。

本案为"风水"为病,与风邪有关,其症状为脉浮、骨节及周身疼痛、发热、恶风(寒),且有水肿,其水肿始于上眼睑,渐见满脸和全身浮肿。刘公以麻黄加术汤治愈。麻黄的三大功效——发汗、平喘、利小便,恰适本证,以其胸脘痞满,四肢沉重,为湿困中焦,故发汗、利尿同时加苍术以燥之。如果夹热,则舌红、脉数,其皮肤色稍现黄色(非黄疸之黄),则为越婢加术汤证了。

62. 小便不利 (急性泌尿系感染)

包某某,女,42 岁,住北京朝阳区。1994 年 6 月 22 日就诊。

尿急、尿频、小便时尿道灼热涩痛。尿检:白细胞(10~16)个/HP,红细胞(3~4)个/HP。某医院诊断为:"急性泌尿系感染",服氟哌酸等西药,效果不佳。伴腰酸、小腹胀、足踝部略有水肿、心烦少寐、口干不欲饮、微咳,大便偏干、二日一行,小便黄,舌红、苔薄腻、脉滑细。刘老辨为血虚挟有湿热下注,治当养血清热利湿。方用《金匮要略》之"当归贝母苦参丸":

当归 20 克,浙贝 15 克,苦参 12 克。

服 4 剂后,症状明显减轻,小便灼痛消失、排尿通畅。然足踝处之水肿兼有腿重、乏力为瘥。转方当归贝母苦参汤与防己黄芪汤合方,清热除湿之中并扶卫气之虚:

防己 15 克,黄芪 20 克,白术 10 克,茯苓 30 克,当归 20 克,浙贝 15 克,苦参 12 克。

又服 7 剂，诸症悉除，尿常规化验为阴性。

病案来源：陈明、刘燕华、李方《刘渡舟验案精选》

按：西医所说"急性泌尿系感染"一般是指急性肾盂肾炎、膀胱炎、尿道炎。其共同临床表现：急性期有明显的尿路刺激征，即尿频、尿急、尿痛、排尿不适等症状；上尿路感染患者常伴随全身中毒症状，如发热、寒战、头痛等。西医对症治疗以使用抗生素为主。

中医称之为热淋。《诸病源候论》谓："热淋者三焦有热，气搏于肾，流入于胞而成淋也，其状小便赤涩。"辨证属下焦湿热蕴结、膀胱气化不利而引发的各种热淋，则以清热、利水、通淋，兼扶正气为主要治则。

本案血虚下焦湿热郁滞，上焦肺气不宣，上下失调，故尿道不利。而有微咳，如仅着重下焦湿热，徒利无益。刘公以古人上通下利之法，用当归贝母苦参丸，《金匮玉函经二注》："小便难者，膀胱热郁，气结成燥，病在下焦，不在中焦，所以饮食如故。用当归和血润燥。《本草纲目》中贝母治热淋，乃治肺金燥郁之剂，肺是肾水之母，水之燥郁，由母气不化也。贝母非治热，郁解则热散，非淡渗利水也，其结通则水行。苦参长于治热，利窍逐水，佐贝母入行膀胱以除热结也。"刘公运用，恰到好处，收桴鼓之效，4 剂而"小便灼痛消失、排尿通畅"。更加防己、黄芪、白术、茯苓，健脾、益气、利水，7 剂病瘳。

63. 尿血（肾小球肾炎）

高某某，男，40 岁，干部。

因体检发现：尿潜血（＋＋＋），尿蛋白（＋），血压 22.0/13.3kPa（165/100mmHg）。B超提示：左肾结构欠规则；膀胱镜（－）；结核（－）。西医认为"肾小球肾炎"可能性大。给予"激素"及"潘生丁"等西药，兼服中药，然血尿始终不消。病经一年有余，请刘老会诊。

刻诊尿潜血（＋＋＋），尿蛋白（±），伴有心烦不寐、口干、五心烦热、腰痛、下肢痿软无力，小便频数、量少色黄。视其舌红绛而苔薄黄；切其脉细数。脉证合参，刘老辨为少阴热化之证。为肾水不足，心火上炎，心肾不交。治当滋阴泻火，养血止血，交通心肾为法。方用：

黄连 10 克，黄芩 6 克，阿胶 12 克（烊化），白芍 15 克，鸡子黄 2 枚，当归 15 克，生地 15 克。

医嘱：勿食辛辣肥腻之食品。

上方服药 7 剂，检查：尿潜血（＋＋），红细胞：（0～10）个/HP，心烦与不寐俱减，仍有多梦，小便黄赤、带有泡沫颇多，舌质仍红、脉来弦滑。反映了药虽对证，尚未全面控制病情，因阴中伏火不能速解也。继用上方加减出入，约 1 个月余诸恙悉退，随访已无复发。

病案来源：陈明、刘燕华、李方《刘渡舟验案精选》

按：本案肾小球肾炎未愈，尿血经年，刘公认为是"少阴热化之证"，病在少阴。少阴病里变化"外因是条件，内因是根据"，外邪传入少阴，有寒化，热化之不同，此由少阴内在之水、火不足而决定：肾火虚则邪从阴而寒化，肾水虚则邪从阳而热化。本案少阴肾水虚于下，不能济上，致心火实于上，水火不交，则见心中烦，不得卧寐，口干、腰痛、下肢痿软无力，小便频数、量少色黄，舌光红少津，脉细数。肾阴不能上济心火，使心肾相交之平衡关系失调，阴不制阳，虚火亢动，心神不宁，烦而不寐；热更伤肾阴，迫使发炎未愈之肾小球肾其血妄行，则血尿不去。刘公用黄连阿胶汤滋阴泻火，泻南补北，交济心肾，养血又止血。加减调理至愈。

64. 特发性水肿

许某，女，44 岁，1965 年 4 月 21 日初诊。

双眼睑及双下肢浮肿反复发作 1 年余，常在月经前及经期加重。曾做多项有关检查均未见异常。

刻下浮肿发作 4 天，尿少色黄，心悸而烦，胸满欲呕，两乳作胀，面部时有烘热，浮肿部位呈凹陷性，舌苔薄白微腻，舌质暗红，脉弦细，诊为特发性水肿，刘公嘱用小柴胡汤加味以疏利肝胆、通达三焦，不可用峻剂：

柴胡 12 克，党参、茯苓、苡仁各 15 克，半夏 12 克，黄芩、泽泻、白芍各 10 克，大枣 5 枚，生姜 3 片，甘草 6 克，每日 1 剂，水煎服。

5 天后复诊，水肿减轻，仍用前方服 7 剂，尿量增多，诸症渐消，再服 5 剂巩固，浮肿告愈，随访 1 年未复发。

病案来源：吴沛田《刘渡舟教授活用经方验案八则》

按：水肿冠以"特发性"，谓其发病原因不明也。虽其原因不明，然毕竟水肿的机制为水液代谢失常，且西医所指的"发病原因不明"诸病，正是中医治疗优势所在。

中医认为，水液代谢主要由肺、脾、肾等脏腑共同完成，但与肝也有密切关系。肝主疏泄，调畅气机，肝气条达，可使三焦气机调畅、水道通利；能促进肺、脾、肾等脏腑气机的升降，使其调节水液代谢作用正常发挥；气行则血行，血行则水利，气血通利，水液代谢正常。若肝有病，疏泄不利，气机不调，则气、血、水运行失常；血瘀水阻，气滞水停，而致水液代谢障碍。本案刘公用"小柴胡汤加味以疏利肝胆、通达三焦"以消水肿，正是中医的特色和优势。

65. 阳痿

李某某，男，32 岁。

年龄虽壮，却患阳痿，自认为肾虚，遍服各种补肾壮阳之药，久而无功。视其两目炯炯有神，体魄甚壮，而非虚怯可比。切其脉弦有力，视其舌苔则白滑略厚。除阳痿外，兼见胸胁苦满、口苦、心烦、手足冰冷。细询患病之由，乃因内怀忧恚，久而不释，发生此病。肝胆气郁，抑而不伸，阳气受阻，《伤寒论》所谓"阳微结"也。气郁应疏之、达之，而反服补阳壮火之品，则实其实，郁其郁，故使病不愈也。当疏肝胆之气郁，以通阳气之凝结。

柴胡 16 克，黄芩 10 克，半夏 14 克，生姜 8 克，党参 10
克，炙甘草 10 克，白芍 15 克，枳实 12 克，大枣 7 枚。

仅服 3 剂而愈。

病案来源：陈明、刘燕华、李方《刘渡舟验案精选》

按：中医认为，阳痿是指青壮年男子由于虚损、惊恐或湿
热等原因，致使宗筋弛纵，引起阴茎萎软不举，或临房举而不
坚的病证。对此证的认识，存在误区，往往一见阳痿，便一味
地益肾壮阳，结果多事与愿违。中医辨证治疗，属肾阳虚者，
益肾壮阳；肝胆湿热下注者，清利肝胆湿热；阴阳两虚者，心
气不足，养心安肾，起阴壮阳；肝气郁者，解郁通阳；肾虚惊
怯，心包虚寒，阳事不举者，温心包，举阳痿。

西医认为，阳痿的病因，有功能性的——即精神心理性，
也有器质性的。器质性阳痿中也有心理性成分，所以治疗器质
性阳痿也要注意治疗其心理方面的疾患。

本案阳痿，刘公认为系"肝胆气郁，抑而不伸，阳气受
阻"，本应疏肝解郁，前医反屡屡补其阳、壮其火，实其实，郁
其郁，使病不能愈。遂用"疏肝胆之气郁，以通阳气之凝结"
法，投以小柴胡汤与四逆散合方，3 剂而愈。

66. 强中

高某某，男，22 岁，未婚。1991 年 6 月 5 日初诊。

年壮火盛，素有失精走泄之患。有朋自远方来，馈赠红人
参一大盒，置放床头，每晚在临睡前嚼服。经过数日，感觉周
身烦热，躁动不安，口中干渴，晨起鼻衄。更为苦恼的是，阴
茎勃起，阳强不倒，精液频频走泄。心烦少寐、小便色黄、面
色红赤、口唇深绛，舌边尖红、脉弦细数。刘老辨为阴虚阳亢，
水不制火，相火妄动之证。治以滋阴降火，"壮水之主"之法：

生地 20 克，龟甲 20 克，知母 10 克，黄柏 10 克，当归 10
克，白芍 10 克，生甘草 6 克，炙甘草 4 克。

药服 7 剂，则身不燥热，鼻衄停止，阴茎变软。又继服 5 剂，以上诸症尽退而愈。

病案来源：陈明、刘燕华、李方《刘渡舟验案精选》

按："强中"，即阳强不痿，不自觉地有精液溢出。或不能泄精。《诸病源候论·消渴病诸候》："强中病者，茎长兴盛不痿，精液自出。"《本草纲目》"男子出精后，阴茎仍然坚挺，称为'强中'。"常见病因有：火毒炽盛，或有肾阴虚亏、肾阴妄动。其治疗：火毒炽盛者，法应泻火解毒，火盛阴虚者，再加滋阴之品；肾阴虚亏、肾阴妄动者，法宜大剂养阴，如投六味地黄汤、大补阴丸之类。

本案中，刘公辨为"阴虚阳亢，水不制火，相火妄动之证。治以滋阴降火，'壮水之主'之法"，以大补阴丸加味治之，大补阴丸系朱丹溪由李东垣的滋肾通关丸加减而成：

> 滋肾通关桂柏知，
>
> 溺癃不渴下焦医；
>
> 丸号通关能利水，
>
> 又名滋肾补阴虚。
>
> 大补阴丸除肉桂，
>
> 地龟猪髓合之宜。

大补阴丸滋肾阴、降相火，主治肝肾阴虚、虚火上炎的各种证候。本案病本在于肝阴阴虚，故刘公重用地黄、龟甲，因嫌其药力不足，又加入加当归、白芍意在加强滋养之力。弃熟地而用生地者，盖因其集滋阴、降火于一身也。加甘草且炙甘草与生甘草同用，本案原作者认为刘公意在"清热泻火，厚土坚阴，以缓阴火之势，并泻心而又对宗筋起到弛缓之用也"。

67. 白浊 （前列腺液漏症）

宋某，男，40 岁。1994 年 1 月 10 日初诊。

自诉每天大便时有白色分泌物从小便流出，当时并未介意，后症状逐渐加重。经西医检查：怀疑为"前列腺液漏症"，患者特来我处就诊。大便时前阴流白浊物较多，伴有肢酸腿软、周身乏力、阴囊经常潮湿、小便色黄、大便略干、汗多、口渴、心烦等症。视其舌苔白腻而厚，切其脉则见滑细。此证为膏粱之变，脾胃湿热下注所致。治当芳香化浊，清热利湿：

藿香10克，防风8克，生石膏30克，栀子10克，生甘草2克，苍术10克，黄柏10克。

禁食辛辣肥甘酒肉食物。

服药7剂后，白浊与阴囊潮湿明显减轻，汗出减少。但口渴与乏力未瘥。上方生甘草换成炙甘草8克，继服7剂，白浊与阴囊潮湿完全消失，余症皆瘳。

病案来源：陈明、刘燕华、李方《刘渡舟验案精选》

按：西医认为，前列腺液漏症是由前列腺排泄管炎症所致肌张力松弛而引起。性生活节制的年轻男子，用较大腹压排便而出现滑液外漏也是生理现象；若每次大小便时均有规律地出现滑液漏乃是病理现象。因前列腺发炎、前列腺液分泌增多，则自行溢出，常在晨起时发现尿道口有稀薄水样分泌物较黏稠的乳白色黏液滴出，最明显的是于小便结束后或排大便时，尿道口排出一二滴白色物。

中医将慢性前列腺炎归属"淋浊"、"白淫"、"白浊"、"尿精"等范围。临床上分为以下四种类型，即：湿热壅滞型、阴虚火动型、肾虚阳衰型和气血瘀滞型。本案刘公认为"脾胃湿热下注所致"，以"芳香化浊，清热利湿"的泻黄散与二妙散合方治之。刘公本案所用泻黄散为出自《小儿药证直诀》方，主治脾胃伏火证；二妙散清热燥湿之力较强，以小便短赤，舌苔黄腻为证治要点。两方合用，脾胃湿热得消，白浊得瘥。

68. 消渴（病毒性肝炎并发糖尿病）

李某某，男，56岁。

患乙型肝炎1年。近日自觉口渴喜饮，小便色白、频数量多。尿愈多而渴愈甚，大有饮一溲一之势。腰膝酸软、手足心热、畏寒怕冷，大便干燥、二日一行。经检查血糖11.66mmol/L，尿糖（＋＋＋）。舌红、脉沉细无力。辨为消渴病之"下消"证，为肾中阴阳两虚，气化无权，津液不化之证。治以补肾温阳化气为法：

附子4克，桂枝4克，熟地30克，山萸肉15克，山药15克，丹皮10克，茯苓10克，泽泻10克，党参10克。

医嘱：控制饮食及糖类食品。

服药7剂，小便次数明显减少。照原方加减又进三十余剂，则渴止、小便正常，诸症随之而愈。查血糖5.55mmol/L，尿糖（－），转方调治肝病。

病案来源：陈明、刘燕华、李方《刘渡舟验案精选》

按：本案病毒性肝炎并发糖尿病，糖尿病中医称为消渴病，是指以多饮、多尿、多食及消瘦、疲乏、尿甜为主要特征的综合病证。消渴病之所以发生，不外乎先天不足，后天饮食不节，劳逸失度，外感六淫，内伤七情等因素，耗伤肺、胃、肾之阴，导致阴虚燥热而发为消渴病。阴虚与燥热为其发病的主要机制，其中阴虚为本，燥热为标，两者相互影响，互为因果。肾水虚竭，上不能济心火而烁肺，发为上消；中不能润泽脾胃，成为中消；下则肾火自亢，灼烁阴液，必为下消。其基本病机为阴津亏耗，燥热偏盛。消渴病日久，阴损及阳，热灼津亏、血瘀，致气阴两伤，阴阳俱虚，络脉瘀阻，经脉失养，气血逆乱，脏腑器官受损，导致疖、痈、眩晕、胸痹、耳聋、失明、肢体麻疼、下肢坏疽、肾衰水肿、昏迷等诸多合并症。

本案刘公暂放肝病，先治消渴，辨为"下消"肾中阴阳两虚证，以《金匮》八味丸变通加味治之。八味丸两补肾之阴阳，因其大便干，故变肉桂为桂枝，在六味地黄丸滋补肾阴的同时，用附子一味兼补肾阳可也；用桂枝、党参上顾其心，振心阳、补心气，是水火既济，更有利于恢复甚至生化功能，使消渴得愈。

七、神经系统疾病、精神疾病

69. 眩晕（梅尼埃病）

李某，男，44岁。1994年3月7日初诊。

患者反复发作性眩晕已两年余。眩晕每因劳累诱发，先见左侧耳塞耳鸣，继之则觉天旋地转，目不敢睁，体不敢侧，恶心呕吐，痛苦不堪。每次发作必周身疲乏无力。某医院诊断为"梅尼埃综合征"。观其舌苔白，脉弦无力。刘老认为此乃中气不足，清阳不能上升所致。治当补益中气，升发清阳，佐以化痰降浊。疏方：

党参14克，黄芪16克，炙甘草10克，蔓荆子6克，白芍15克，葛根10克，黄柏3克，柴胡3克，升麻3克，陈皮10克，半夏12克，竹茹12克，白术6克，生姜3片，大枣12枚。

服药5剂，眩晕大减，体力有增。又嘱服上方10剂，诸症悉除，从此未再复发。

病案来源：陈明、刘燕华、李方《刘渡舟验案精选》

按：梅尼埃病，又称内耳眩晕病，以发作性眩晕、视物天旋地转、伴有恶心、呕吐、眼球震颤、耳鸣及听力减退为主要临床表现。发病特征是：突发性、反复发作性。尤其是壮年、老年患者，多愈发愈重。中医称之为眩晕，认为其与肝、脾、肾相关，病性属本虚标实，气血两虚，脏腑虚损为本，头为诸阳之会，耳目者肝肾所主，乃"乙癸同源"；肝阳不升，中下焦虚冷，气血不足，清空失聪而致虚生眩；风、火、痰、瘀为标，故有"诸风掉眩，皆属于肝"、"无风不作眩"、"无火不作眩"、"无虚不作眩"、"无痰不作眩"、"髓海不足"、"上气不足"等而致眩晕的学说。治疗多以益气补血，升清降火为法。

刘公认为本案"乃中气不足，清阳不能上升所致"，治疗用益气聪明汤、补中益气汤、温胆汤三方合用加减，以"补益中气，升发清阳，化痰降浊"。

方中黄芪、党参、炙甘草甘温，入脾胃补中益气；葛根、蔓荆子轻扬升发，能入阳明，鼓舞胃气，上行头目；白芍敛阴和血，黄柏补肾生水，目为肝窍，耳为肾窍，芍柏平肝滋肾也；柴胡、升麻，升举中阳；陈皮、半夏、竹茹、白术、生姜、大枣，温中健脾化痰。诸药合力，上散风热以定眩，下益肝肾以除晕，共奏益气升清，平肝益脑，标本兼治之功。

70. 眩晕

朱某某，男，50 岁。湖北潜江县人。

头目冒眩，终日昏昏沉沉，如在云雾之中。两眼懒睁，双手颤抖，不能握笔写字，迭经中西医治疗，病无起色，颇以为苦。视其舌肥大异常，苔呈白滑而根部略腻；切其脉弦软。辨为"心下有支饮其人苦冒眩"之证。疏《金匮》"泽泻汤"：

泽泻 24 克、白术 12 克。

服第一煎，未见任何反应。患者对家属说：此方药仅两味，吾早已虑其无效，今果然矣。孰料第二煎后，覆杯未久，顿觉周身与前胸后背濈濈汗出，以手拭汗而粘，自觉头清目爽，身觉轻快之至。

又服 3 剂，继出微汗少许，久困之疾从此而愈。

病案来源：陈明、刘燕华、李方《刘渡舟验案精选》

按：泽泻汤出自《金匮》，泽泻白术两药相伍，一者重在祛湿，使已停之饮从小便而去；二者重在健脾，使水湿既化而不复聚。主治饮停心下，头目眩晕，胸中痞满，心下有支饮，其人苦冒眩。坚大如盘，下则小便不利。饮水太过，肠胃不能传送。咳逆难睡，其形如肿。

刘公以泽泻汤治疗痰湿眩晕头痛，其辨证要点是：水饮停于心下，头目眩晕疼痛，舌体胖甚，脉弦。据刘公讲解，常有患者服药后前胸后背漐漐汗出后，则头目顿觉轻爽，此案亦然。刘公为此方作歌云"药虽两味休轻视，力专功胜有远谋。"还需说明，医术之秘不在药而在量，常言道"内行看门道，外行看热闹"，运用泽泻汤的关键在于用量，刘公常用泽泻八钱、白术四钱，本案亦为泽泻 24 克、白术 12 克。

71. 口眼歪斜

张某某，女，26 岁。

时值炎夏，乘长途汽车返乡，面向敞窗而坐，疾风掠面，当时殊觉凉爽，抵家却发现左侧面部肌肉拘急不舒，口眼歪斜。视其舌苔白而润；切其脉浮。辨为风中阳明经络，正邪相引所致。治当疏解阳明之风邪，兼以缓急解痉为法：

桂枝 9 克，白芍 9 克，生姜 9 克，大枣 12 枚，炙甘草 6 克，葛根 15 克，白附子 6 克，全蝎 6 克。

仅服 2 剂，汗出邪散而病愈。

病案来源：陈明、刘燕华、李方《刘渡舟验案精选》

按：口眼歪斜，西医称其为"面神经麻痹"，一般为猝发，分为周围性和中枢性两种。周围性是指单纯的颜面神经因急性非化脓性炎症导致，中枢性则因脑病所致，两者的治疗及预后大相径庭。

周围性颜面神经麻痹，其症状有为：患侧面部麻木、表情呆滞，多不能做皱眉、露齿、鼓腮等动作，口角向健侧歪斜，饮食漏水漏饭，患侧额纹、鼻唇沟消失、眼睑闭合不全、迎风流泪等。中医治疗常用牵正散等方药、针灸及外治法，多获良效，亦有迁延数年而不愈者。

本案口眼歪斜属于周围性颜面神经麻痹，为风痰阻于阳明经络，刘公治疗不同于其他医家，用桂枝加葛根汤疏解阳明之风邪，并缓急解痉；加牵正散之白附子、全蝎祛风化痰、通络止痉，获得"仅服两剂，汗出邪散而病愈"之奇效。

方中药性偏于温燥，更适用于风痰阻络而偏寒者，用此方之辨证要点应为口眼歪斜而舌淡苔白。

72. 痿证（急性感染性多发性神经根炎）

姜某，男，20 岁。1993 年 11 月 3 日初诊。

患者于 1993 年 6 月始，四肢末梢感觉异常，行走两腿无力，某医院诊断为"急性感染性多发性神经根炎"。服用泼尼松、维生素等药物无效，病情逐渐加重，八月下旬做神经活检术，伤口愈合后病情继续恶化，以至完全不能行走，特情刘老诊治。患者被抬入诊室，神情沮丧、四肢无力，可见上肢及大、小腿肌肉已萎缩，以物刺其手足指（趾）尖，毫无痛觉。腰膝酸软，有时遗尿、头晕、自汗出，舌红苔白、脉大无力。此阴阳营卫气血俱虚，邪气内侵所致。治当调和营卫气血，补益肝肾阴阳，为疏两方：

一方：

黄芪 40 克，桂枝 15 克，白芍 15 克，生姜 15 克，大枣 12 枚，地龙 10 克，桃仁 10 克，红花 10 克，当归 15 克。

二方：

熟地 30 克，肉桂 4 克，附子 4 克，肉苁蓉 12 克，党参 12 克，巴戟天 12 克，远志 10 克，山萸肉 15 克，石斛 30 克，茯苓 20 克，麦冬 18 克，炙甘草 10 克，五味子 10 克，薄荷 2 克，菖蒲 20 克，生姜 3 片，大枣 5 枚。

以上两方交替服用。

服药 30 剂，患者渐觉双腿有力，乃停服泼尼松。又续服 30 剂，患者四肢能抬举，已能坐起站立，末梢皮肤知觉逐渐恢复，双足背、趾尖有针刺感，小腿外侧肌肉拘紧。此瘀血内阻，经络不通之象，为拟以下两方：

一方：

双花 10 克，防风 6 克，白芷 6 克，陈皮 10 克，炙甘草 6 克，穿山甲 10 克，浙贝 14 克，天花粉 20 克，当归 20 克，乳香 6 克，没药 6 克，赤芍 15 克，皂刺 10 克，川牛膝 15 克。

二方：

桃仁 10 克，红花 10 克，羌活 4 克，没药 6 克，地龙 6 克，秦艽 10 克，炙甘草 6 克，牛膝 10 克，五灵脂 10 克，当归 5 克，川芎 10 克，香附 12 克。

两方交替服用，服至 3 个月，下肢拘急、疼痛消失，架拐可走十余步，后弃拐亦能走二三步。嘱其加强肢体锻炼，并疏加味金刚丸（萆薢、木瓜、牛膝、杜仲、肉苁蓉、菟丝子）、大补阴丸（龟甲、生地、知母、黄柏、猪脊髓）等成药服用。经治半载，恢复了体力与肢体的运动功能，终使顽疾尽拔，现骑车、打球已如常人。

病案来源：陈明、刘燕华、李方《刘渡舟验案精选》

按：急性感染性多发性神经根炎是一种严重的神经系统疾病。病因尚待探讨，大多认为是病毒感染等多种致病因素所引起的一种迟发性变态反应所致周围神经、神经根炎症性脱髓鞘疾病，以多发性对称性周围性瘫痪、轻微手套型和短袜型感觉障碍及脑脊液蛋白－细胞分离为特征，严重者有呼吸肌麻痹和颅神经受损。主要病变在脊神经根和脊神经，可累及颅神经。临床表现为急性、对称性、弛缓性肢体瘫痪。严重者可有发音嘶哑、构音障碍、吞咽困难，四肢瘫痪严重麻痹，膝、踝、趾关节水肿，腹胀，并有延髓损害（如吞咽困难）与颅神经或面神经与眼神经瘫痪，乃至呼吸与循环衰竭等危急症状。

中医把急性感染性多发性神经根炎归为痿证。中医对于痿证的认识，体现在《黄帝内经》、《类经》、《素问·痿论》和《景岳全书》等医书内，众医家一致论证"痿证"的主要病因是由于外来损伤或禀受父母之肾气不足，导致精气不足、肝肾亏损、后天失养、脾气虚弱而致病。《黄帝内经·痿证》提出"肺热叶焦"为主要病机的观点。五脏病变的发生，是由于脏气之热，或由情志所伤，或由年老肾衰，或由湿热浸淫；而病机的关键，在于筋骨、肌肉等失去气血津液的濡养。在大量医疗实践中，认识到阴阳、气血、津液之虚，湿痰、瘀血、食积之患，皆能使人成痿。

对于本案，刘公认为是"阴阳营卫气血俱虚，邪气内侵所致"，其病责在肾之阴阳俱虚、气血之虚瘀夹杂兼邪气内侵阻滞经脉，肾阳不能温煦、肾阴不能滋养、经脉不能通畅、皮肉筋骨不得濡养，而致出现皮之不仁而感觉障碍、肉之无力且萎缩、两足无用而痿废。刘公先用黄芪桂枝五物汤调和营卫气血，地黄饮子补益肝肾阴阳；继以仙方活命饮理气活血、化瘀通络，辅以身痛逐瘀汤加强化瘀通络之力，使阴阳气血周流通畅、皮肉筋骨得以濡养而恢复其正常功能；最后用加味金刚丸以滋肝肾、强筋骨、补气血、祛风湿、通经络，大补阴丸滋阴填精，强筋壮骨。"经治半载，恢复了体力与肢体的运动功能，终使顽疾尽拔。"

73. 肝风躁动（舞蹈症）

张某某，男，12 岁。

患舞蹈症 1 年有余，屡治不效。就诊时，患儿手舞足蹈，跳跃不休，令人望而烦乱。脉弦滑，苔白腻。其证属肝胆火郁而动风，痰热扰神而躁动不安，用柴胡加龙骨牡蛎汤，更加胆星、竹茹、天竺黄等清痰热熄风之品，进十数剂而躁止神安。

病案来源：刘渡舟《通俗伤寒论》

按：本案刘公认为患者躁动不安，脉弦滑而苔腻，是"肝胆火郁而动风，痰热扰神而躁动不安"，为气火交郁，心神被扰，不得潜藏之证。用柴胡加龙牡汤开郁泻热，镇惊安神，"更加胆星、竹茹、天竺黄等清痰热熄风"，合而用之，共成和解里外上下、清泻肝胆火郁、化解痰热，镇惊熄风安神之功。

本方又治精神分裂症，癫痫，应以病机属于肝胆者有效。

74. 不寐

张某某，男，25 岁。

心烦少寐，尤以入夜为甚。自觉居室狭小，憋闷不堪，心烦意乱，常欲奔赴室外。脉数舌红，舌尖部红如草莓。此乃心火燔烧而肾水不能承其上，以致阴阳不交，心肾不能相通，形成火上水下不相既济之证，为疏：黄连阿胶汤加竹叶、龙骨、牡蛎。服 1 剂则心烦减轻，再 1 剂即可入睡。

病案来源：刘渡舟《通俗伤寒论》

按：本案不寐，君火扰乱心神，肾水不能承制，心火愈旺而更灼肾阴，肾阴受损而心火愈旺。刘公以补南泻北之黄连阿胶汤滋肾阴降心火，辅以竹叶、龙、牡清心安神，两剂收功。

75. 躁狂

黄某某，男，42 岁。

因家庭夫妻不和睦，情志受挫，发生精神分裂症。数日来目不交睫，精神亢奋、躁动不安、胡言乱语，睁目握拳、作击人之状；口味秽臭，少腹硬满，大便一周未行。舌苔黄厚而干，脉来滑大有力。辨为火郁三焦，心胃积热之发狂。方用：

大黄 8 克，黄连 10 克，黄芩 10 克。

服药 3 剂，虽有泻下，但躁狂亢奋之势仍不减轻。病重药轻，须增大其服。原方大黄剂量增至 12 克，泻下块状物与结屎甚多，随之便神疲乏力，倒身便睡。醒后精神变静，与前判若两人。约一周方恢复正常。

病案来源：陈明、刘燕华、李方《刘渡舟验案精选》

按：此案大承气汤之硬、满、燥、实证俱在，舌、脉亦为胃家实热，本可投大承气汤一鼓荡之。大师非不识也，只是患者原本精神分裂，身无潮热，躁动非热扰、胡言亦非谵语。纵观本证非急下之证，故刘公用大黄黄连泻心汤。然药后病势不减，刘公知因"病重药轻"之故，以增加大黄剂量处置而不用大承气汤亦获良效，足见刘公审证度势、遣方用药何其入微入细！

76. 精神分裂症

曲某，男，27 岁。初诊日期：1991 年 5 月 29 日。

其母代诉：因发高热送医院急诊。在医院狂躁不安，打骂医生，不接受治疗。西医诊为"精神分裂症"。刻下，患者精神不安，时慧时迷，烦躁而又善悲，5 天彻夜不眠，大便数日未解，且泛恶不欲食。脉弦，按之有力，舌质红、舌苔黄而中褐。脉证合参，证属肝胃气火交郁，火热上扰心神而致。其大便不通，舌苔黄褐则主阳明里实已成。治法：疏肝清热，兼下阳明之实。拟大柴胡汤：

柴胡 18 克，黄芩 10 克，大黄 2 克，枳实 12 克，白芍 10 克，半夏 15 克，生姜 15 克，大枣 7 枚。

药服 2 剂，大便得下，烦躁得减，但舌苔尤未退净。

又继服 3 剂，大便又泻，舌苔方得退净，且有食欲，情绪稳定。唯夜间少寐，转用丹栀逍遥散（改为汤剂）以善其后。

病案来源：刘宝华《刘渡舟教授应用经方治验》

按：此证为少阳邪热内结阳明之二阳合病，案中辨证甚明，烦躁、泛恶、便秘、脉弦、舌红、苔黄使其要点。要想恢复神智，须清上扰心神之二阳邪热，欲清二阳邪热须通其便秘而和其少阳，大柴胡汤和解少阳兼清泻阳明里热之剂，凡有口苦、心烦之少阳兼心下结、大便干之阳明证者用之。大便得畅，二阳热情，心神无扰，精神则安矣。

八、运动性疾病

77. 项背痛

丁某某，女，39 岁。1993 年 4 月 28 日初诊。

患者颈部关节疼痛数年。现颈项后背酸痛重着、不可回顾，上臂屈伸不利、腰部酸困、手脚冰凉。每遇阴天下雨、症状加重、痛不可忍。带下量多、色白、黏腻。口不渴、时有恶心、厌油腻、小便短黄、大便溏薄。曾服用"芬必得"等药物，当时痛减，过后疼痛如故。舌苔白厚而腻、脉沉。证属风湿相搏，郁于太阳之经。治当祛风胜湿，以痛太阳之气。用羌活胜湿汤加味：

羌活 10 克，独活 10 克，川芎 10 克，炙甘草 3 克，蔓荆子 10 克，藁本 6 克，防风 10 克，桂枝 6 克，生姜 6 克。

服 5 剂，项背之痛即止、带下减少，仍舌苔白腻、小便短黄。转方用胃苓汤：

苍术 6 克，厚朴 10 克，陈皮 10 克，生姜 10 克，茯苓 30 克，猪苓 20 克，桂枝 10 克，白术 10 克，泽泻 15 克。

药服 3 剂，诸症皆愈。

病案来源：陈明、刘燕华、李方《刘渡舟验案精选》

按：羌活胜湿汤又名通气防风汤，主治太阳经肩背痛。刘公认为其"风药胜湿通阳气，治湿寓于疏风中。"辨证要点：风湿邪气客于足太阳经，发生肩背痛，脉浮而濡缓，舌苔白。本案虽颈项后背酸痛和白带两病于一身，究其病因：酸痛重着、阴雨天加重，带下粘腻、口不渴等俱是风湿之征，在参舌苔白厚而腻，知证属风湿相搏于太阳之经。刘公用羌活胜湿汤一方而治两病，充分体现了中医"异病同治"的精妙之处。

78. 肩背疼痛（肩周炎）

于某某，男，43 岁。1993 年 11 月 29 日初诊。

左侧肩背疼痛酸胀、左臂不能抬举、身体不可转侧、痛甚之时难以行走。服西药"强痛定"可暂止痛片刻，旋即痛又发作，查心电图无异常。某医院诊断为"肩周炎"。刘老会诊时，自诉胸胁发满、口苦、时叹息、纳谷不香、有时汗出、背部发紧、二便尚调。视舌质淡、舌苔薄白；切其脉弦。辨为太阳、少阳两经之气血郁滞不通，不通则痛也。治当并去太阳、少阳两经之邪，和少阳，调营卫。方选柴胡桂枝汤加片姜黄。

柴胡 16 克，黄芩 10 克，半夏 10 克，生姜 10 克，党参 8 克，炙甘草 8 克，桂枝 12 克，白芍 12 克，大枣 12 枚，片姜黄 12 克。

服 3 剂，背痛大减，手举自如，身转灵活，胸胁舒畅。

续服 3 剂，诸症霍然而愈。

病案来源：陈明、刘燕华、李方《刘渡舟验案精选》

按：肩背为阳经气血共司之地。肩背痛分虚、实两种，凡风寒、水湿、痰饮使气血瘀滞不通作痛者为实证；凡阳虚而寒，气血不足，三阳经（太阳、少阳、督脉）气失于温煦作痛者为虚证。

本案病变系太、少二经气血郁滞不通而为痛证，以柴胡桂枝汤治愈。柴胡桂枝汤是小柴胡汤、桂枝汤两方各半合剂而成，治太、少合病，和解同时佐以发散，以解太、少之邪。以桂枝汤和外邪，则烦疼除；以柴胡汤和少阳半表半里之邪，则胸胁发满自愈。此证脉见浮弦，寒热往来，口苦不能食。为太、少合方，一服可以两解太少之邪。

另外，亦有伤其筋骨、跌打损伤之痛，则为伤科骨科专治之症。

刘公认为，肩背痛每见于中年之后。青年人则甚少见。临证时应分清主症或兼症，治疗时才能有的放矢。如太阳伤寒上肢肩背痛，为表证中之一种，不得以肩背痛为主；单纯之肩背痛，别于附属证时，方谓之杂病门中的肩背痛。

79. 上热下寒

宋某某，男，48 岁。

患者腰以上汗出而心烦，但腰以下无汗而发凉。伴遗精，阴部发冷，阴囊回缩，大便稀溏，每日 1 次。舌质暗红，脉沉滑。此属阴阳不和，上下水火不相交济，治宜清上温下，交通心肾阴阳水火。

制附子 10 克（水煎煮），大黄、黄连、黄芩各 6 克（沸水泡渍）。

上药和汁兑服，2 剂。

服药后大便每日二三次，但不稀溏，下肢已由凉转温，汗出心烦止，梦遗、阴缩消，只有阴部仍然有凉冷的感觉。舌边尖红，脉沉。这是属于火热邪气已清，但阳气尚未遍达周身之象，再投以四逆散原方3剂而愈。

病案来源：赵东奇《伤寒大师刘渡舟医案》

按：本案"寒"、"热"，互不为因果，乃各自于上下为患之寒热错杂证。故刘公以附子泻心汤寒热并投、攻补兼施，清上温下，交通心肾。然从刘公用药之煎法上，可见其用意之侧重。一般而论，先煎久煮，其目的在于"减毒"、有效成分充分溶出以"增效"；后下、轻煎或浸泡，一般适用于有效成分稍煎即出、久煎则损的药物。刘公于本案，制附子水煎煮，是欲其为性味厚重，充分发挥其温补下焦元阳之作用；"三黄"用"沸水泡渍"，是欲取其轻灵，以其清轻之性清上焦之热；"和汁兑服"是使其上下、寒热、温清、补泻，各行其事。在此案中，刘公进退有度、协调有方，使诸药各尽其力，共奏克疾之功。

80. 腰腿寒冷

李某某，男，43岁。

1978年10月，在无明显诱因的情况下，患者自觉两下肢发冷，并逐渐向上发展至腰部，向下至足心，寒冷之状，如赤脚立于冰雪之中，寒冷透骨，并有下肢麻木，有时如虫行皮中状。以后寒冷又进一步发展至于两胁之间，伴有阳痿不举，小便淋沥。一年半来，曾在北京各大医院，经中西医多方治疗均无效。

视其双目有神，面色红润，舌质绛，脉弱略数。初按肝胆气郁，阳气不达之阳郁厥证论治，投四逆散加黄柏、知母无效。

再诊时，询知有心烦寐少，多梦，身半以上汗出。此当属黄连阿胶汤证，但下肢为何寒冷？因而想到《伤寒论》中曾说："太阳病二日，反躁，凡熨其背而大汗出……故其汗从腰以下不得汗，欲小便不得，……足下恶……"以及"微数之脉，慎不可灸，因火为邪，则为烦逆，……因火而盛，病从腰以下必重而痹"。由此可见，凡火热盛于上者，必痹于下，而形成上下阴阳格拒之势。本证火气独在上，故心烦不得眠而身半以上汗出；

阳气不下达，故腰腿以下厥冷。

黄连9克，黄芩3克，阿胶9克，白芍6克，鸡子黄2枚。

服药3剂后，下肢寒冷麻木等明显减缓，心烦汗出等症也大有好转。上方加丹皮6克，并同时服用知柏地黄丸而愈。

病案来源：赵东奇《伤寒大师刘渡舟医案》

按：本案患者，下肢寒冷透骨，阳痿不举，小便淋沥乃下焦肾阳虚所致；"面色红润，舌质绛""脉数"又为阳热之征；仅据此而看，似为阴寒盛于下，格阳盛于上之"阴盛格阳证"，若果如此，清上热而温下寒可也，如此，此症若因下焦阴寒而大补其阳，则更伤其已伤之阴，更不能敛阳，以至上热更热、下寒更寒。

其实，"上热下寒"只是其标证，而非本因，其证之为少阴之肾阴不足，阴不足无力敛阳而至其上浮，而见阴阳相格之象，"烦寐少，多梦，身半以上汗出"、"脉弱"是为依据。刘公识透于此，投补南泻北之黄连阿胶汤，以阿胶、白芍、鸡子黄补下焦之肾阴，复其敛阳之力，阳归于下，恢复其行使温煦之职，则"寒冷透骨，阳痿不举，小便淋沥"诸症全消；并以黄连、黄芩清上浮之阳热，则"面色红润，舌质绛""脉数"诸症皆平。如此上下归于和谐，其病乃瘳。

81. 小腿挛痛

李某某，男，25岁。

右腿鼠溪部生一肿物，形如鸡卵，表面不红，用针管抽不出内容物。右腿拘紧，伸而不能屈，强伸则剧烈疼痛，足跟不能着地。每到夜晚，小腿经常抽筋，痛苦不堪。脉弦细而数，舌红而少苔。脉证合参，可知本证属阴血不濡，筋脉失养，挛而收引，故筋聚而成包块，腿难伸直，拘急转筋作痛。为疏：

白芍24克，炙甘草12克。嘱服3剂，以观后效。

患者见此方药仅两味，面带不信之色。虽勉强服药，但实少病愈信心。可是服药后，却效出意外，仅1剂而筋不抽痛，夜得安睡；进 2 剂，则鼠溪包块消退；服第 4 剂，足跟即能着地。

病案来源：刘渡舟《通俗伤寒论》

按：本案病"本"在于"阴血不濡"，而至筋脉失养，由此导致"挛而收引"、"筋聚成包"、"拘急转筋作痛"诸症。《伤寒论》29 条"伤寒，脉浮，自汗出，小便数，心烦，微恶寒，脚挛急。反予桂枝欲攻其表，此误也。得之便厥，咽中干，烦躁吐逆者，作甘草干姜汤与之，以复其阳；若厥愈足温者，更作芍药甘草汤与之，其脚即伸；若胃气不和，谵语者，少与调胃承气汤；若重发汗，后加烧针者，四逆汤主之。"即以芍药甘草汤治主汗后伤阴之脚挛急者。刘公以此廖廖 2 味药，治其瘕结，四两拨千斤，1 剂见效，4 剂愈疾。

82. 髋关节痛（双侧股骨头缺血性坏死）

杨某某，男，33 岁。

病始右腿髋关节疼痛，行走困难。2 个月后，左腿亦开始疼痛，不能步行。腿部肌肉有明显萎缩现象，并伴有两腿抽搐拘急。经某医院检查，诊断为"双侧股骨头缺血性坏死"，建议手术治疗。患者顾虑重重，经友人介绍，请刘老诊治。视舌质红绛、脉来弦细。刘老辨为阴血虚少，筋脉失养，血脉不利之证。治以养血柔筋，缓急止痛。乃用芍药甘草汤：

白芍 24 克，炙甘草 12 克。

3 剂后，疼痛、拘急大减。转方用仙方活命饮疏通经络血脉，并解毒止痛：

当归 10 克，赤芍 10 克，花粉 10 克，甘草节 10 克，丹皮 10 克，乳香 10 克，没药 6 克，双花 12 克，川芎 10 克，浙贝 6 克，陈皮 6 克，炒山甲珠 10 克，皂刺 6 克。

服 7 剂，疼痛进一步减轻。刘老又改用赤小豆当归散与芍药甘草汤两方交替服用。

2 个多月后，患者再诊，已能弃杖行走。医院复查 X 线显示：两侧股骨头血流运行通畅，恢复正常。

病案来源：陈明、刘燕华、李方《刘渡舟验案精选》

按：股骨头坏死，又称股骨头缺血性坏死，为常见的骨关节病。其主要症状是"疼痛；关节僵硬与活动受限；进行性短缩性跛行；局部深压痛，内收肌止点压痛，肌肉萎缩；X线呈骨纹理细小或中断，股骨头囊肿、硬化、扁平或塌陷。

病因复杂，有数十种之多种，临床常见的有：创伤药物，酒精刺激，风、寒、湿，肝肾亏虚，骨质疏松，扁平髋，骨异常增生，骨结核合并症，手术后骨坏死，气压性、放射性、血液病性疾病等。

以上诸多因素中，以局部创伤、滥用激素药、过量饮酒引起的股骨头坏死多见。其共同病机是血液循环障碍，而导致骨细胞缺血、变性、坏死。

中医称之为"髀枢痹"、"骨痹"、"骨痿"。认为疾病发生原因为外因、内因和内因外因相互作用，使人体阴阳失去平衡，气血的失衡而生疾。具体原因有：外伤所致、六淫侵袭、邪毒外袭、先天不足、七情所伤等。与股骨头坏死病变关系最为密切的为肝、脾、肾三脏。

至于治法，西医多为手术，置换人工股骨头。近年来中医运用内服和内病外治疗法，治疗本病取得了可喜成果。

刘公认为本案"阴血虚少，筋脉失养，血脉不利"。治疗"急则急之"，先以芍药甘草汤养血柔筋，缓急止痛；再"缓则缓之"，用仙方活命饮"疏通经络血脉，并解毒止痛"；继而巧出奇兵，以"赤小豆当归散与芍药甘草汤交替服用，"两支轻骑，轮番出击，力克顽疾，夺取全胜。刘公面对此疑难重症，犹如老帅临敌，步步为营，缓急相济，分割围剿，指挥若定，两月有余，尽荡病邪，使"两侧股骨头血流运行通畅"，患者"恢复正常"。

83. 腿肿

闻某，女，45 岁。1993 年 10 月 5 日初诊。

从臀至腿，肥胖粗大，非常沉重，行步维艰。以手按腿肌肉发胀而不凹陷，兼有带下之患。切脉沉缓，视舌苔黄且腻。刘老辨此证为湿热下注，似肿非肿，气血为之痹阻。用加味苍柏散加减治之：

知母 10 克，黄柏 10 克，防己 12 克，木通 10 克，当归 10 克，白芍 10 克，独活 6 克，羌活 6 克，苍术 10 克，白术 20 克，木瓜 10 克，槟榔 10 克。

二诊：上方服 5 剂，腿之肿胀见消，变成松软，白带不见。照方又服 5 剂，则腿肿续见消退，患者感觉身体疲乏为显。转方乃用当归拈痛汤：

党参 12 克，当归 15 克，茵陈 12 克，白术 12 克，茯苓 20 克，猪苓 20 克，泽泻 15 克，防己 12 克，苦参 10 克，升麻 3 克，黄芩 6 克，羌活 6 克，防风 6 克，炙甘草 6 克，葛根 10 克，苍术 10 克。

三诊：此方连服 5 剂，两腿之肿胀大为减轻，其脉来软，舌色淡嫩。此乃湿解而脾气未复也。方用：

党参 15 克，黄芪 20 克，白术 15 克，炙甘草 8 克，当归 10 克，陈皮 10 克，升麻 3 克，柴胡 3 克，生姜 3 片，大枣 7 枚，苍术 10 克，黄柏 4 克。

连服 5 剂，体力大增，停药而愈。

病案来源：陈明、刘燕华、李方《刘渡舟验案精选》

按：本案实乃怪病。其腿肿如象腿，按之不凹陷，除舌苔黄腻外，余无水液代谢障碍之体征，知非体表之水肿；肌肉发胀，沉重行难，其肿在内。刘公抓住"兼有带下"、"舌苔黄腻"体征，诊断此案为"湿热下注"、"气血为之痹阻"之证。遂"用加味苍柏散加减治之"，着意治其湿热；后又以当归拈痛加重散湿热之力，且兼顾其气血之虚。临床所见，但凡瘀者，必有虚证；虚者，必然致瘀。犹如河流，一处堵塞不畅，必致上游泛滥而下游缺水，甚至断流。此案亦然，湿热滞于内，必有气血痹阻，而生瘀胀，同时也必然造成另一部位气血不足。所以刘公于清利湿热药中加入补气血之品，及至治疗尾期，湿热之邪与气血亏虚主次矛盾易位，刘公又以补中益气汤为主，兼用二妙散祛邪，更顾正气，补虚不忘祛除余邪。

兹引一例报道，光明日报 2010 年 11 月 29 日报道：（新加坡29 日讯）早前跌倒送院的 230 千克大胖女，原来得了怪病，她的手脚肿胀不堪，尤其双脚肿如象腿，病情令人担忧。体重直线飙升，除了说血管和淋巴腺阻塞外，医生还没有查出真正的导因，一时之间束手无策。相形之下，本案患者得遇刘公治愈，真福份也。

第二篇　妇科疾病医案

84. 经前呕吐

杨某，女，20岁。初诊日期：1991年11月5日。

呕吐久治不愈。其症每逢月经来潮之前呕吐不止，不能饮食，待月经行后则呕吐随之而愈。平素静默寡言。脉弦，舌苔白滑。证属少阳、肝胆气郁所致。治法：疏利肝胆，和胃降逆。方宜小柴胡汤：

柴胡20克，黄芩10克，半夏15克，生姜15克，党参8克，炙草8克，大枣7枚。

连服7剂呕吐未作，续服7剂，并间服逍遥散治疗月余，病获痊愈。

病案来源：刘宝华《刘渡舟教授应用经方治验》

按：此患者"平素静默寡言"，脉弦，是肝胆气郁滞之征。"气行则血行，气滞则血凝"，月经将来，而血行不畅，经行之势不可挡，与气血瘀滞相争，则症状凸显，肝木克土，必致胃气不降，而"呕吐不止"；月经既来，其势为胜，所滞之气与瘀血随势而解，则胃气亦顺降，"呕吐随之而愈"。

《伤寒论》云"有柴胡证，但见一证便是，不必悉具。""一证"是指柴胡主证之口苦咽干目眩，并往来寒热，胸胁苦满，默默不欲饮食，心烦喜呕是四大证中之一而言。此呕吐而脉弦，小柴胡汤在所必投，投之必效，事实果然。

85. 经来血厥

高某某，女，30岁，已婚，住北京市海淀区。1995年3月21日初诊。

自诉每届经期前后则头痛如劈、昏厥欲仆、手足逆冷、汗出淋漓、面色㿠白，状如"休克"。月经有黑紫色血块，伴随身软乏力、腰痛、心悸、少寐、口干。观其形体羸弱、面色不荣。舌质淡红、脉沉细弱。辨为气血不充，血不柔肝，而在血室空虚之时，肝之风木阳气厥而上行为患。治以白薇汤补血柔肝，并清虚热。

当归20克，白薇10克，党参12克，炙甘草10克。

服药7剂，心悸肢软好转、体力增加。原方党参增至15克，当归加至30克，续服14剂后，月经来潮，除小腹略有不舒反应，头痛眩冒未发。

病案来源：陈明、刘燕华、李方《刘渡舟验案精选》

按：厥，即是四肢逆冷，其原因《伤寒论》中有寒厥、热厥、蛔厥、脏厥、痰厥、水厥等。总之，不外阴阳气不相顺接而致，凡阴阳之偏盛偏衰，均可致厥证。厥证，临床分阴厥、阳厥两类，阴厥即寒厥，阳厥即热厥，二者虽同为厥，然阴阳性质相反，临床诊治若有差误，则性命危矣，故准确辨证，尤为重要。

"血厥"之名，首见于宋许叔微著《本事方》："人平居无疾苦，忽如死人，身不能摇，默默不知人，目闭不能开，口噤不能言，或微知人或恶闻人声，但如眩冒，移时方寤，此由已汗过多，血少气并于血，阳独上而不下，气壅塞而不行，故身如死，气过血还，阴阳复通，故移时方寤，名曰郁冒，亦名血厥，妇人多有之，宜白薇汤。"

白薇汤原方：白薇、当归各一两，人参半两，炙甘草一分，为粗末每服五钱，水两盏，煎至一盏，去渣温服。

本案"经来血厥"经前经后发作。据其脉证，刘公辨其为"气血不充"。妇女月经来潮之势，不可阻挡，而素体气血不足，难以支撑月经消耗所需，故月经将来之时，竭尽全力以承之，导致"虚脱"而厥；待月经来后，更虚其已虚之气血，致血不能尽"气母"之责，其不能行"帅血"之职，阴不能养阳，阳不能护阴，使阴阳气不相顺接而致厥。刘公以白薇汤治之，既符患者之证情，又合古人之遗训，一鼓而下顽疾。

86. 崩漏（功能性子宫出血）

田某某，女，49岁，正定曲阳桥医院司药，1969年10月8日入院。

子宫出血从1966年起时愈时发，时轻时重，去年因出血过多而住院治疗，症状减轻出院。近月来又发作。有肺结核史，已钙化，10年无症状。

诊面色苍白，体瘦，神疲无力，心慌气短，头晕。无发热，肝脾未触及，腹诊无痛，阴道检查无异常。

血象：白细胞$5.6×10^9$/L，中性0.54，淋巴0.46。

诊断：功能性子宫出血。

治疗：西医用己烯雌酚、卡巴克络、仙鹤草素、三溴片，次日加用丙酸睾素、黄体酮，用药3日无好转。此时，西医欲做子宫切除术，患者不同意，并要求服用中药。

中医诊断：心悸气短，神疲，四肢无力，面萎黄，食不香，日进三四两，下睑发白，有明显失血状，小便清白，大便少，不成形，阴道出血，淋漓不断，行动后增多，色淡时红，夹黑色血块，少腹无胀痛、无压痛，自觉整日昏沉，只是早起稍清。思想负担沉重。脉细弱而数，舌淡尖红，苔薄白。

分析认为：心脾两虚，以归脾汤益气统血：

炙黄芪30克，党参30克，炒白术15克，龙眼肉15克，当归9克，酸枣仁12克，炙甘草6克，生姜大枣为引。

连服6剂，精神好转，头晕减轻，食欲增加，但出血未止，遂加入止血药，方用：

炙黄芪30克，党参15克，炒白术15克，龙眼肉15克，当归9克，炙甘草6克，藕节炭、侧柏炭、炮姜炭各9克。

2剂，血未止。

又去止血药，加三七6克、炮姜6克。

两剂仍无效。患者诉下午心烦，心烦时少腹觉气下坠而不痛。现考虑若为瘀血，但其证无痛症遂诊为正气下陷，且舌尖红加深，印证阴虚证明显。以益气升举，兼养阴血。方用：

炙黄芪24克，炒白术12克，生熟地各12克，党参15克，当归15克，升麻6克，柴胡1.5克，阿胶9克，炮姜9克。

两剂血止，后又连服4剂巩固疗效。后改服归脾汤。出院。

病案来源：侯泽民、张蕴馥整理

按：崩漏日久，气血双虚，则根据虚的情况进行治疗，刘公以归脾汤治之，诸症减轻，而出血未止，加入止血药无效，却与加味六味回阳饮加减，益气升举，兼养阴血而血止。由此，可举一反三，不仅崩漏，凡下血者，诸种治法而血不止者，莫忘升而举之。

87. 血崩（功能性子宫出血）

王某某，女，50岁，住正定西南街，1969年11月10日入院。

发病：近3年来月经不正常，每次来潮迁延日久，去年曾大出血休克1次，经治愈出院，但此后一直不正常。此次来潮，一月未尽，近5日出血增多，突然大出血2升多致休克，送入院。

检查：面色苍白（重度贫血），神志清楚，呼吸气短，不欲言，心慌，动则更甚，头晕，不欲睁眼，肺正常，呼吸音弱，心率快，肝脾未触及，腹部、阴道、体温无异常，未验血。

诊断为功能性子宫出血。

西医前3日用药同上例，无效。后停西药用中药。

中医接诊：面部指甲苍白，下眼睑内色白，连红丝都没有，神态萎靡，言语无力，懒于抬头睁目，心慌，动则悸，形寒，时出汗，下血鲜红，时杂黑血块，少腹无胀痛，脉虚大无力，舌淡白，苔薄白。

治疗考虑用参附汤，因现证非大量出血，又恐辛燥劫阴，

以当归补血汤加味:

黄芪15克,党参12克,炒白术12克,当归9克,龙眼肉9克,藕节炭9克,干姜炭6克,侧柏炭6克,艾叶炭6克。4剂。

服后病情稳定,下血由崩变漏,患者仍感心慌气短,以固本止崩汤:

人参须9克,熟地30克,炒白术30克,炙黄芪15克,当归15克,炮姜9克。

2剂后下血基本停止(仅便时少许),饮食增加。后改用党参15克参须,又进6剂。后改服人参养荣丸40丸。出院。

病案来源:侯泽民、张蕴馥整理

按:刘公所治以上两例功能性子宫出血,第1例为阴虚体质,第2例为阳虚体质。辨证要点看脉象和舌质。前例养阴益气;重用养气补血。此二例同为出血,用止血药皆无效,都从治本(气)为主而血止。刘公强调:"欲止血,先行血",因少腹部痛,无瘀血,故未用行血药。至于血中有黑块,但认为其在阴道而非在腹,故不行血。此病同而体质不同,故治法亦异。

88. 不孕症

贺某,女,30岁。初诊日期:1989年12月20日。

婚后4年未孕,妇科检查为"原发性不孕症",多方治疗未见喜征。问其月经40余日一潮,小腹与腰疼痛,经量少内挟血块,大便经常秘结。脉滑数有力,舌苔薄黄、舌质青紫。诊为热与血结,冲任受阻而难以受孕。治法:泻热行瘀,推陈致新,拔其锢结之势方能奏效。方用桃核承气汤:

桃仁15克,大黄4克,芒硝4克(后下),桂枝10克,炙甘草6克。

此方连服5剂,大便作泻,月经下黑色坏血较多,而小腹与腰之疼痛顿释,其月经从此按时来潮。半年后终于怀孕,生一女孩。

病案来源:刘宝华《刘渡舟教授应用经方治验》

按：刘公谓桃核承气汤为清热祛瘀剂，热与血结，兼见便秘、烦热等症，为其辨证要点，用其泻热破结，效果为佳。此"原发性不孕症"患者，有瘀血型痛经，为热结血瘀之实证，从经迟、腰腹痛、经带血块为瘀，脉象舌苔俱为热象，血与热结明矣；加之便秘，用桃核承气汤证俱。宜用祛瘀攻热法，投桃仁承气汤用以散热结、荡瘀血，其效如桴鼓，喜得千金。

89. 产后身痛

樊某某，女。

新产之后，忽而身痛，自服生化汤两剂无效。随我实习的学员诊为气血两虚身痛，用当归、黄芪、党参、白术、甘草等药，服之有效但治不彻底。切其脉沉缓无力，舌淡苔白，嘱用新加汤，3剂而病愈。

刘公自按：本案关键在于桂枝汤走肌表而参芪走里，身疼痛一证是在表的营卫气血不足，故进参芪其效则缓，而服桂枝汤就取得了满意的疗效。

病案来源：刘渡舟《通俗伤寒论》

按：产后身痛其病因大致有三：一是血虚，其人身体素虚，产时失血更虚，致筋脉关节失养而痛作，疼痛而麻木是其辨证要点；二是瘀血，产后恶露未尽，或感风寒，致瘀血内阻经脉、关节，不通则痛，痛有定处、按之加重是其辨证要点；三是外感，产后百脉空虚，卫表不固，若风寒湿邪乘虚而入，痹阻经脉、关节，则不通而痛，疼痛游走无定位，得温则减是其特点。

《伤寒论》云："发汗后，身疼痛，脉沉迟者，桂枝加芍药生姜各一两人参三两新加汤主之。"桂枝汤原方，意在调和荣卫，但因汗多使荣血损耗过甚，故增芍药以滋养荣血，生姜宣通卫阳，另加人参以补汗后之虚。发汗后身疼痛，有表不解者，有荣血虚者，临床诊断时脉象是重要依据：表证之身痛，其脉浮紧或浮缓；血虚之身痛，其脉沉迟。

因汗血同源，过汗伤阴与产后失血其病机一也，故临床运用本方时不必局限于发汗之后，产妇产后之周身疼痛亦可用之。新加汤之身疼痛脉沉迟非为表证，脉沉为营气微，迟为营气不足，血少之故。

本案患者，产后身痛、脉沉缓无力，刘公用新加汤，正合仲景之意，3剂而愈，效如桴鼓。仲景于患者汗后身热、亡血、脉沉迟者，下利身凉，脉微，血虚者，并加人参。中医治血脱，"有形之血，不能速生，无形之气，所当急固"，补血必益其气。人参味甘气温，温固养气，甘亦生血，汗下后血气虚衰者，非此不奏功。

90. 产后发热

张某某，女，32岁。

新产9天，不慎感邪。突然寒战、发热至39.8℃、上身烦热、汗出较多、下身反冰冷无汗、口中干渴、时时呼饮、饮后渴仍不解，伴有恶风、头痛等症。视之，面缘正赤、舌质红绛、舌苔薄黄，切其脉则浮大而充盈有力。此乃阳明久有伏热，新产之后，阴血亏损，风阳之邪乘虚入侵，致营卫运行逆乱，阴阳之气不相顺接而成。治当清热养阴，兼透风邪外出：

桂枝10克，生石膏30克，知母10克，玉竹10克，白薇10克，炙甘草10克，粳米15克。

服2剂，微见汗出，上身热退，下肢由凉转温而愈。

病案来源：陈明、刘燕华、李方《刘渡舟验案精选》

按：本案妇人新产，阴虚血亏，风邪入侵，而见恶风、头痛、汗出、脉浮等太阳中风表证。然太阳中风，断不会骤然寒战、高热、烦渴、面赤、舌红苔黄脉洪大，即使内传，亦不会如此迅速，故刘公诊断其"阳明久有伏热"，新产血虚又感风邪，二阳相加，壮热等症突发。刘公用白虎汤清解阳明经伏热；加桂枝以散风邪；白薇善治热病邪入营血、阴虚内热、产后发热、产妇阴血亏虚，玉竹善治津液枯涸、咽干、火炽、燥渴消谷，刘公加之于清热同时并养其阴。药后伏热得清，风邪得散，营卫得和，阴阳顺接，故上身热退，下肢亦温，此乃刘公用药之妙。

91. 产后血凝（产后大出血）

谢某某，女，38岁。

产后下血不止，继而四肢厥逆、头上凉汗出、面如白纸、心神恍惚，脉细如丝、唇舌色淡。此乃元气大衰，不能摄血之急证。血脱益气以阳摄阴，刘老急用热醋熏鼻以敛血气，继用：

红人参30克，炮附子20克，白术15克，茯苓10克，白芍6克，龙骨15克，牡蛎15克。

服1剂而汗止厥回。又1剂血止神安。转方用"双和饮"加减：

黄芪15克，熟地15克，当归15克，川芎10克，白芍10克，肉桂3克，炙甘草6克。

服3剂而愈。

病案来源：陈明、刘燕华、李方《刘渡舟验案精选》

按：本案为大失血而亡阳之危候，急当益气固脱、回阳救逆。止血为急救之要务，刘公急用醋熏鼻法以止血；继以重剂参附益气固血、回阳救逆，辅以白术、茯苓、白芍、龙骨、牡蛎，止汗安神，收敛固脱，一剂"汗止厥回"，二剂"血止神安"。后用"双和饮"调理脾肾气血而愈。

中医治疗急症，对一些功能性病症确有优势，比如高热、惊厥、高血压病及部分急腹症等等。然也确有不足，比如大失血症，"有形之血不能速生，无形之气所当急固"在一定意义上也可以说是"无奈之举"，是没有办法之办法。当然中医对于大失血患者应该"速生其血"是治其本，然而"速生"无术，退而求其次，只好"急固""无形之气"以治其标了，事实上有些大出血患者"急固其气"解决不了问题，关键时刻若采用西医输血之法可也，这正弥补了中医之不足。

92. 经断前后诸症（更年期综合征）

王某某，女，50岁。1994年8月29日初诊。

近半年来感觉周身不适、心中烦乱、遇事情绪易激动、常常多愁善感、悲恸欲哭。胸闷心悸气短、呕恶不食、头面烘热而燥、口干喜饮、失眠多梦，颜面潮红、但头汗出。月经周期不定。某医院诊断为"更年期综合征"，服"更年康"及"维生素"等药物，未见效果。舌苔薄白，脉来滑大、按之则软。刘老辨为妇女50岁乳中虚，阳明之气阴不足，虚热内扰之证。治宜养阴益气，清热除烦，为疏《金匮要略》"竹皮大枣丸"加减：

白薇10克，生石膏30克，玉竹20克，丹皮10克，竹茹30克，炙甘草10克，桂枝6克，大枣5枚。

服药5剂，自觉周身轻松，烦乱呕逆之症减轻。又续服7剂，其病已去大半，情绪安宁，睡眠转佳，病有向愈之势。守方化裁，共服20余剂而病瘳。

病案来源：陈明、刘燕华、李方《刘渡舟验案精选》

按：更年期综合征是指在绝经前后出现的月经紊乱、潮热汗出，易激动、烦躁、忧郁、疲倦、失眠、头痛等一系列症状。其病因是卵巢功能衰退，雌激素水平下降，且受体质、营养、社会环境、文化素养等因素影响。中医认为本病是因于肾气渐衰，冲任亏虚，天癸将竭，精血不足，阴阳平衡失调，脏腑气血不相协调。治疗多调养以固肾为主，兼以疏肝健脾。

本案刘公辨为乳中虚，阳明之气阴不足，虚热内扰之证，以竹皮大枣丸加减，养阴益气，清热除烦，"共服二十余剂而病瘳。"

"妇人乳中虚"出自《金匮要略·妇人产后病脉证治第二十一》："妇人乳中虚。烦乱呕逆。安中益气。竹皮大枣丸主之。"陈修园引徐忠可云："乳者，乳子之妇也。言乳汁去多，则阴血不足，而胃中亦虚。《黄帝内经》云："阴者，中之守也。"阴虚不能胜阳，而火上壅则烦，气上越则呕，烦而乱，则烦之甚也；呕而逆，则呕之甚也。病本全由中虚，然而药用竹茹、桂、甘、石膏、白薇者，盖中虚而至为呕为烦，则胆腑受邪，烦呕为主病。故以竹茹除烦止呕者为君；胸中阳气不足，故以桂、甘扶阳，而化其逆气者为臣；以石膏凉上焦气分之虚热为佐；以白薇去表间之浮热为使。要知烦乱呕逆，而无腹痛、下利等症，虽虚，无寒可疑也。妙在加桂于凉剂中，尤妙在甘草独多。意谓散蕴蓄之邪，复清阳之气，中即自安，气即自益。故无一补剂，而反注其立汤之本意曰安中益气。

竹皮大枣丸原方为：生竹茹二分，石膏二分，桂枝一分，甘草七分，白薇一分。上五味，末之，枣肉和丸弹子大，以饮服一丸，日三夜二服。有热者倍白薇。烦喘者加柏实一分。

第三篇　儿科疾病医案

93. 急性心内膜炎伴大动脉内膜炎

某某，女，6岁，河北正定县东房头，1970年1月6日下午4时入院（曲阳桥公社卫生院河北医学院教四连）。

诊断：肺炎，麻疹。

主诉：发热咳嗽已5天，3天前曾在胸背部出过粉红色疹子。

现病史：发热咳嗽已5天，3天前曾在胸背部出过粉红色疹子。因受冷，1日后疹全退。近日见呕吐，入院前曾肌内注射160万单位青霉素、2克链霉素、1支安痛定，无效。于1月6日4时入院。

既往病史：健康。

检查：发育营养中等，神志清醒，呼吸稍有困难，无鼻翼扇动，面无发绀，项、耳后、身上均无斑疹，结膜充血，两肺均未见水泡音，呼吸音粗糙，心音较弱，心律整齐，肝脾未触及。

体温：37.8℃；心率：148次/分；呼吸：68次/分；血压：未测。

1月6日18:05：肌内注射青霉素20万单位、链霉素0.5克。

22:00：患儿呼吸稍困难，咳嗽，肺部仍无浊音。肌内注射青霉素20万单位、咳嗽糖浆5毫升。

1月7日0:00：体温37℃。

1月7日8:30：体温36.4℃；心率112次/分。右肺下部有散在中小水泡音。

肌内注射青霉素 20 万单位、链霉素 0.5 克。

1 月 9 日 5：00：左肺后部有较大量中、小水泡音，右肺后有少量水泡音。

患儿自昨夜晚开始感右腿疼，以膝部为重，不敢站立行走，午后检查其右下肢发现小腿下部踝关节以远至趾皮色发白、发凉，左侧股动脉、腘及足背动脉摸不清，考虑左侧髂外动脉或股动脉有栓塞可能，并给以腰部封闭，应用氨茶碱，加 50％葡萄糖，静脉注射，缓推。同时给以罂粟碱和血管舒缓素。

1 月 10 日 6：00：其右下肢经腰部封闭，氨茶碱加 50％葡萄糖静脉注射后，其足背及皮肤色温好转，仍不能自行活动。昨夜白细胞 2.18×10^9/L，中性细胞 0.70，夜间给药 1 次：青霉素 40 万单位。给 0.3％罂粟碱 3 毫升及血管舒缓素 1/2 片。

1 月 10 日 10：45：体温 38.2℃。

1 月 10 日 11：30：体温 38.7℃。

在俯卧位行右腰交感神经节阻滞术，阻滞腰$_{2、3、4}$，每处肌内注射 1％的普鲁卡因 4 毫升，后触及左腿比右侧温度略高。

1 月 10 日 15：00：决定暂时不作外科处理，采取措施如下：

（1）右小腿中 1/3 已有清楚血行障碍界限，以热水敷局部；

（2）右腰部交感神经节阻滞术、可隔日 1 次；

（3）包裹左下肢防感染；

（4）考虑大量应用抗生素；

（5）其他治疗同前；

（6）寻找有效治疗方法。

1 月 10 日晚会诊（邀请北京中医学院刘渡舟老师），发现左上肢也有麻木、发凉、苍白等表现，同时脉搏减弱。处方：

高丽参须 6 克，当归 24 克，赤芍 9 克，鸡血藤 6 克，川断 9 克，炙黄芪 15 克，干姜 3 克，甘草 6 克。

考虑患儿之疾痛可能为急性细菌性心内膜炎，同时右动脉内膜炎，故加大抗生素用量：青霉素 400 万单位/日，静脉点滴，开始给氢化可的松。并同时服用中药。

1月11日：经昨夜会诊，服了中药1剂，用了青霉素200万单位，加10％葡萄糖100毫升静脉点滴，一般情况好转，患儿安静。

1月12日：联合会诊时北京中医学院刘渡舟老师意见：据患儿精神、眼神、一般状况及舌质比10日夜会诊时好转，但左下肢发凉、左脚五趾颜色变黑是局部变坏。当时已不属气血双虚的危象，从舌质变红、寸口脉数来看，又兼热象。患儿起病于温病。到此阶段必因热伤津液，从而局部血脉不畅，皮肤变色发凉又属血脉不通。治法当以清热养阴为主，兼顾活血通络：

双花30克，大青叶9克，玄参18克，当归18克，生黄芪15克，地龙9克，炙山甲9克，牛膝9克，甘草6克。

1月12日23：20：在300毫升10％葡萄糖中加入四环素250毫克、氢化可的松100毫克、维生素C 500毫克静脉点滴，凌晨2点完毕。

1月13日3：00：又加250毫升10％葡萄糖、200万单位青霉素，患儿睡眠安静，两上肢不痛。

5：00：患儿哭闹，说右腿疼，6：00入睡。

10：15：左下肢自膝下发凉，脚发黑，右下肢踝关节下发凉，左上肢温低色发白，前额发黑。

1月14日6：00：

仍以清热养阴，活血通络之法：

双花15克，赤芍9克，当归12克，牛膝6克，生黄芪15克，陈皮15克，元胡12克，石斛12克，炙山甲6克，桃仁6克，红花3克，甘草6克。

配合服用没竭散：

血竭、没药各6克，共研极细末，分4包，每日两包。用以下汤药送服：

赤、白芍各15克，生甘草15克。此为2天量，汤药可煎两次。

外洗方：艾叶 15 克，当归 15 克，川芎 15 克，红花 15 克，细辛 15 克，乳没各 6 克，葱头 3 个，海桐皮 30 克，鸡血藤 30 克。水煎数沸，药气大出后先熏后洗，乘热敷患肢，冷则以换。

1 月 15 日 11：30：体温 38.4℃，心率 159 次/分，神清脸红，唇干红，舌红苔白，左下肢踝以下凉，两侧股动脉无。

1 月 15 日 16：37：身热面赤，尺肤热，脉滑数，神情好，食欲亦好，舌苔白，唇稍红，唇厚皮有水气（认为与可的松、甘草作用有关）左下肢小腿下 2/5 处及足背成片瘀血斑，暗红、冰凉，左五趾及趾跖关节以上 1 寸内灰黑色，脚趾腹处最明显，趾甲青蓝色，压之色不退，患肢有水气。处方：

双花 24 克，茅根 30 克，天冬 12 克，竹叶 15 克，芦根 12 克，山甲 6 克，当归 9 克，牛膝 6 克，云苓 9 克，木通 9 克，车前子 9 克，寸冬 12 克。一剂。

1 月 16 日 10：00：体温：38.4℃，心率 136 次/分，呼吸 43 次/分，肺无异常。两上肢及右下肢循环转好，皮温正常，左下肢小腿下 1/3 处发凉，紫斑融成片。

10：45：静脉点滴 10％葡萄糖 300 毫升，氢化可的松 200 毫克，维生素 C1000 毫克。

15：55：无明显变化，左踝以下凉，右脚有 3 块瘀斑。处方：

双花 24 克，寸冬 12 克，茅根 30 克，竹茹 15 克，当归 9 克，炙山甲 6 克，牛膝 6 克，木通 9 克，车前子 9 克。一剂。

1 月 17 日 7：20：精神较好，睡眠佳，两上肢循环满意，右下肢稍有循环不良，左下肢小腿稍有肿胀，下 1/3 皮肤凉，跟指黑色变浅。

16：00：体温：37.3℃。精神好，时喜笑。照前方一剂。

病案来源：侯泽民、张蕴馥整理

按：本案为麻疹合并肺炎，并发急性细菌性心内膜炎、动脉内膜炎及细菌性多发性动脉炎，致左侧髂外动脉或股动脉有栓塞，而左下肢缺血。西医给予消炎、松弛周围血管、缓解患肢缺血，防止闭塞性血管炎之患部坏死。然效果不理想。

刘公鉴于其下肢麻木、发凉、苍白、脉弱等症，有气血双虚之危象，投以益气复脉、活血通络，少佐温通之品，患者危象好转。然患肢发凉、左五趾变黑，局部变坏。刘公虑其病起温病，热伤津液，血脉不通，又投以大剂清热养阴之药，佐以活血通络，使患肢由黑变紫，血液循环逐渐恢复。因已见效，刘公守清热养阴、活血通络治法，内服配合外洗，其全身症状继续好转，而患肢颜色有反复，因其有水气，刘公有调整治法为清热解毒、利水消肿、活血通络之法，收效显著，患儿精神状态佳，患肢循环逐渐恢复，颜色持续好转。对此重症，刘公因证变法，紧扣病机，机动灵活处置，终至患者转危为安。

94. 疹毒内陷

郑某某之子，初春出麻疹，疹未齐而骤回。身热高至39.8℃，气喘鼻扇，环口发绀，证情十分严重，脉数而滑，舌苔黄褐而干。此证为疹毒内陷，火热刑金之证。治当宣肺清热，透疹外出。

麻黄2.4克，杏仁9克，桑叶6克，生石膏18克，羚羊角1.2克，瓜蒌仁6克，浙贝6克，甘草1.5克。

服1剂热退而喘平，前胸后背透发疹点甚多，但咳嗽仍甚，转方以桑菊饮加蝉衣、贝母、竹茹、玉竹等药调理而愈。

病案来源：刘渡舟《通俗伤寒论》

按：在未实行麻疹疫苗接种之前，婴幼儿患麻疹乃常见病。其病程第一期为发热期，症状与感冒无异，只是口腔可见费克斑，此期伴随发热；第二期为见疹期，疹点先见于耳后，渐次头面，渐及胸背、四肢，手足心见疹为出齐，此期发热为甚，且无热则疹亦难出；第三期为康复期，此期热退，疹亦渐退，全身出现像米糠一样的蜕皮。麻疹为阳毒，发热为其由内达外之必有证，亦疹毒外透之唯一途径，法当因势利导，以辛凉发表透疹，疹点以鲜润红活为顺。若在第一、二期，尤其是第二期误用退热药，损伤正气，阻碍疹毒外透，体表疹点全无或虽有疹点以颜色晦暗，则成疹毒内陷，熏灼脏腑。疹毒内攻于肺，合并肺炎，气喘鼻扇，环口发绀；内陷心肝，引动肝风而抽搐，蔽阻神明而昏迷，变为危症。

本案患儿为疹毒内陷合并肺炎之重症，刘公对疹内陷之疹毒一并治之，以麻杏石甘汤加桑叶、羚羊角、瓜蒌仁、浙贝，"宣肺清热，透疹外出"，1剂而疹出喘平，又以"桑菊饮加蝉衣、贝母、竹茹、玉竹等药调理而愈"。

笔者二人毕业后于1970年分配内蒙古边境工作，是年冬，卫生院收一麻疹合并肺炎蒙族患儿住院，其家长诉说，因出麻疹，高热至40℃，乡医给注射退热剂后，致孩子出不来气，憋闷欲死，遂来诊。查其发热37.5℃，咳喘胸闷，张口呼吸，环口发绀，四肢不温，周身不见一个疹点。中医诊为疹毒内陷，合并肺炎，以透疹为先，用宣毒发表汤，1剂服下，疹点遍布周身、呼吸平稳、发绀消退、四肢转温。但患儿高热40℃以上，四肢抽搐、角弓反张。马上注射解热药和抗生素，使体温骤降，疹点全无，喘闷、发绀、肢厥复现。又透发，又退热，如此反复两次。致患儿脑残。我们非常痛苦和内疚，苦思既能透疹发表、又能清热止痉之方药。终于想到犀牛角清热止痉且有透发作用。于是以后遇到的数十例此等患者，皆以宣毒发表汤送服犀牛角末0.3克，患者均安然痊愈。然而，现今法定，犀牛角不能再用，有以水牛角加大青叶代之者，然其清热止痉胜任，而于透疹发表，犹嫌不足。由刘公此案，突发感想，若能以清热熄风止痉羚羊角加用既能透发又能止痉之蝉衣，岂不是绝配?! 有待实践验证之。

第四篇　外科疾病医案

95. 老年皮肤瘙痒

刘公曾讲过《伤寒论》大家陈慎吾老前辈用桂枝二麻黄一汤治疗老年皮肤瘙痒症病例。现录如下：

陈老高堂，90余岁，常全身皮肤均可瘙痒，常以躯干部较为明显，往往是痒无定处，日夜痒的难忍，让陈老抓痒解除瘙痒之苦。陈老即想彻底解除老母之疾苦，思忖老年人瘙痒，多因年老津枯、皮肤老化、皮肤缺少津液滋润所致。一般医生治疗此证多以养血祛风、润燥止痒、安神为主要，常用当归、川芎、白芍、熟地、何首乌、防风等品，虽亦对路，然临床收效甚微，或虽见效而生效甚迟。暗想，若发小汗，汗为心之液，使之达于皮肤，不亦能润皮肤之燥而祛瘙痒乎？于是陈老想到《伤寒论》之"三个小汗方"，因老人年迈体衰，从稳妥出发，择其发汗力最缓之桂枝二麻黄一汤原方。老人服后似有微汗，皮肤潮潮感，瘙痒即除。

病案来源：侯泽民、张蕴馥整理

按：年老血枯，皮肤干燥失于润养而见瘙痒，为常见老年病，虽非大病，而甚痛苦，临床辨证施治，养血祛风、润燥止痒，或无效果，或虽效亦效微而慢。发小汗于表，代津液而润燥，奇效彰且速，真大师之奇法也。

96. 红皮病（大疱性表皮松懈萎缩型药疹）

钟某某，女，39岁。1993年11月3日初诊。

患者半年前因病服用"复方新诺明"发生过敏，周身皮肤发红、瘙痒不已。西医诊断为"大疱性表皮松懈萎缩型药疹"。多方医治罔效，患者特别痛苦，经他人协助，从四川辗转来京请刘老诊治。现全身皮肤通红、灼热、瘙痒难忍，表皮片片脱落，每日可盈1掬，面色正赤，目赤羞明、不愿睁视，口干鼻燥、咽痛，月经半年未行，小便色黄，大便质软、一日两行，舌绛、苔白厚腻、脉滑。初辨为热毒深入营血，用"清营汤"、"犀角地黄汤"等清营凉血解毒等法，疗效不明显。刘老综合脉证，思之良久，顿悟此证为热毒郁于阳明之经，阳明主肌肉，故见皮肤发红、瘙痒，其面缘正赤，反映了阳明经中邪气未解之象，治以升散阳明经中久蕴之邪，方用升麻葛根汤：

升麻10克，葛根16克，赤芍18克，炙甘草8克。

服5剂，面赤、身痒减轻，患者信心倍增。由于近日感冒，微发热恶寒，为太阳表邪之象，阳郁在表，"以其不得小汗出"，则更助其身之痒，乃用"桂枝麻黄各半汤"。为疏：

麻黄3克，桂枝10克，杏仁10克，白芍10克，生姜10克，炙甘草6克，大枣10克。3剂。

服药后微微汗出、已不恶寒，食眠均佳。昨日月经来潮，经量、经色正常，此表邪已解。续用升麻葛根汤，以清阳明热毒，经治月余，患者皮肤颜色渐退为淡红色，已不脱屑，诸症遂安，欣然返乡。

按："大疱性表皮松懈萎缩型药疹"是由过敏反应而致，临床症状可见全身不适伴发热、面部肿胀或头痛、恶心、胸闷、心慌、烦躁不安，出现荨麻疹，背部、四肢迅速对称出现可见全身大小不一的水肿性红斑，并向全身扩展，压之不退色，部分融合，红斑上可见蚕豆至鸡蛋大小水疱，局部烧灼痛感或全身瘙痒，脱屑，四肢麻木，有的口腔黏膜溃烂，球、睑结膜充血，同时伴有心功能和肝功能或肾功能异常等。严重者表皮剥脱或坏死，患者可死于感染、毒血症、肾衰竭、肺炎或出血等。

本案初以"清营凉血解毒等法"治疗无效，刘公更以"升散阳明经中蕴邪"治法，用升麻葛根汤寥寥四味药，病证著减；后以《伤寒论》3个小汗方之一——"桂枝麻黄各半汤"治愈。

97. 痤疮

姚某，女，26岁。1965年9月10日初诊。

颜面及胸背部见油脂样丘疹1年余，间有脓疱散在，并有色素沉着及疮痕，经期尤甚，经来色红，散在血块伴有腰腹疼痛。

刻下便秘纳差，小便黄赤，口苦口臭，心烦失眠，面部丘疹呈红色，易汗出，日渐消瘦，舌苔薄黄缺津，舌质暗，脉细数。宜清热解毒、益气养阴，处方：

竹叶10克，生石膏30克，麦冬20克，半夏12克，太子参15克，蒲公英20克，白花蛇舌草30克，金银花12克，桃仁9克，甘草6克。每日1剂。

5剂后大便通畅，面部丘疹色泽减轻渐退，守方15剂，面部疮痕渐消，以上方稍有进退治疗2个月，痤疮消失，颜面光滑，患者喜形于色，后随访2年未见再发。

病案来源：吴沛田《刘渡舟教授活用经方验案八则》

按：上案为"肺胃蕴热"，刘公以"清泄肺胃之热"为治；本案为阳明经热、血热夹瘀且损及气阴，故刘公"清热解毒、益气养阴"为治，其效甚佳。

98. 面部痤疮

邓某某，女，27岁。1995年9月6日初诊。

患者面部发生痤疮1个月有余，外涂药膏，内服维生素等药，痤疮有增无减。除小便色黄外，余无明显异常。问其饮食，言素日喜食辛辣与鱼虾之品。视其舌红、苔则薄黄，脉弦细略数。辨为肺胃蕴热，循经上蒸于面，伤及气血，故当清泄肺胃之热。处方：

枇杷叶16克，连翘10克，栀子10克，板蓝根15克，桑皮10克，黄芩10克，玄参15克，丹皮10克。

医嘱：禁食荤腥，清淡为宜。

二诊：连服上方7剂，1周内痤疮未见发出，但原有的痤疮无明显改变，诉其手足心经常灼热。上方再加紫花地丁 10 克、地骨皮 10 克，以增强清热解毒凉血之力。

共服三十余剂，面部逐渐光亮，结痂消除。现症偶有睡眠多梦，左胁不舒，另以丹栀逍遥散清泄肝经郁热，巩固疗效。

病案来源：陈明、刘燕华、李方《刘渡舟验案精选》

按：痤疮俗称"青春痘"、"粉刺"、"酒刺"、"暗疮"等，通常多发于面部，也有见于颈部、胸背部、肩膀和上臂者。多见于青春期，但不完全受年龄限制，几乎所有年龄段都可发病。究其病因，它是毛囊皮脂腺的慢性炎症。中医认为，痤疮与脏腑紧密相关，其原因有：肺经风热、脾胃湿热、肝气郁结和肝肾阴虚。临床诊察痤疮的生长部位可为辨证治疗提供重要依据。如痤疮生在前额，代表心火旺、血液循环不畅；亦代表肝脏排毒功能不佳。鼻梁：有可能脊椎骨有疾；另因油脂分泌过盛、缺水也是主要因素。鼻头：胃火旺，或消化系统异常；长在两侧，可能与卵巢或生殖系统有关。鼻翼：新陈代谢不佳，鼻翼附近会出现黑头、干纹和皮肤破裂。脸颊：可能是肺部功能失常；吸烟者常见双颊浮肿、毛细血管爆裂。嘴唇：嘴唇脱皮、生痘或溃烂为缺乏维生素 B_2 或复合维生素 B。嘴角：嘴角生痘或爆裂为缺铁。下巴：表示肾功能受损或内分泌系统失调。

刘公治疗本案，为"肺胃蕴热，循经上蒸于面，伤及气血"而致，用"清泄肺胃之热"、"清热解毒凉血"法治愈，"以丹栀逍遥散清泄肝经郁热，巩固疗效"。

第五篇　五官科疾病医案

99. 音哑

李某，女，22 岁。

擅歌唱，经常演出。忽声音嘶哑，咽喉干痛，屡服麦冬、胖大海等药不效。舌红、脉细，辨为肺肾阴亏、虚火上扰、"金破不鸣"之证。授以猪肤汤法，令其调鸡子白，徐徐呷服。尽 1 剂而嗓音亮，喉痛除。

病案来源：刘渡舟《通俗伤寒论》

按：引起音哑的原因有多种。常见者如：一是慢性喉炎，二是用声过度，三是吸入有害气体，四是鼻、鼻窦、咽部的感染，五是服用某些药物也会引起声音嘶哑，六是恶性肿瘤，七是喉部良性肿瘤，八是声带息肉等。本案音哑因于用声过度，刘公认为是肺肾阴亏、虚火上扰之故。阴虚有热的咽痛，成因有两种：一是津耗阴虚，虚热上犯，发生咽干痛；一是阴虚火动，虚火上结于咽喉，而咽中肿痛。本证为阴虚之虚火，禁用苦寒之剂。刘公用猪肤汤滋阴润燥，使虚火不起，调以鸡子白服之，诸证痊愈。

方中猪肤，即猪皮也，其性甘味咸，功能滋补肺肾，收摄虚火，引少阴之虚火下达之效；白蜜甘润，生津解渴，益气除烦，协同猪肤以治咽痛、心烦甚佳；鸡子白即鸡子清，《本草纲目》云其：甘，微寒，功能润肺利咽，清热解毒，治咽痛，目赤，咳逆，下肉，疟疾，烧伤，热毒肿痛。

临床有用猪脂和白蜜而治哑者；亦有用猪肉汤拌炒米和白蜜如稀糊治阴虚咽痛，而咽不肿者。

100. 梅核气

王某某，女，37 岁，住北京西城区。1994 年 8 月 29 日初诊。

患者性格内向，素日寡言少语，喜独处而不善与人交往。因家庭琐事烦思忧虑，导致情绪不稳，时悲时恐，悲则欲哭，恐则如人将捕之状。更为痛苦者，自觉有一胶冻块物梗噎咽喉，吐之不出、咽之不下。心慌、胸闷、头目眩晕、失眠、食少、恶心呕吐，大便日行二次，舌苔白、脉沉弦而滑。辨为肝胆气机不疏，痰气交郁于上之"梅核气"病。治当疏肝解郁，化痰开结。方用"柴胡半夏厚朴汤"：

柴胡 16 克，黄芩 6 克，半夏 15 克，生姜 10 克，党参 8 克，炙甘草 8 克，大枣 7 枚，厚朴 14 克，紫苏 8 克，茯苓 20 克。

服药 7 剂，咽喉梗噎消失，情绪逐渐稳定，诸症渐愈。继服逍遥丸疏肝补血，以善其后。

病案来源：陈明、刘燕华、李方《刘渡舟验案精选》

按："梅核气"是指咽喉部有异物感，吐之不出，咽之不下，但不妨碍进食的一类疾病。始见于《古今医鉴》。《金匮要略》载："妇人咽中如有炙脔，半夏厚朴汤主之。"宋《仁斋直指方》云："梅核气者，窒碍于咽喉之间，咯之不出，咽之不下，如梅核状者是也。始因喜怒太过，积热蕴隆，乃成历痰郁结，致有斯疾耳。"梅核气于临床女性多于男性。以如梅核塞咽喉，咯之不出，咽之不下，时发时止为特征。现代医学称之为咽部神经官能症、咽部异感症、慢性咽炎或称咽癔症、癔症。

中医临床常见分为肝气上逆型、痰热郁结型、阴虚肺热型等类型。《金匮要略》的半夏厚朴汤（又名四七汤）为治疗情志不畅，痰气互结所致的梅核气之常用方。临床应用以咽中如有物阻，吞吐不得，胸膈满闷，苔白腻，脉弦滑为辨证要点。

刘公治梅核气常以半夏厚朴汤加桂枝茯苓（也可用少量肉桂）以下水气，下肝气。本案刘公辨为"肝胆气机不疏，痰气交郁于上",所用柴胡半夏厚朴汤,看似小柴胡汤加厚朴、紫苏、茯苓,实含半夏厚朴汤在内,以之疏肝解郁,化痰开结。方中重用柴胡、厚朴,意在用柴胡疏肝解郁,用厚朴下气,以加强开气结之功;且重用半夏、茯苓,意在加强化痰作用,以加强开痰气结之能。同样的方药,刘公揣度证情,用药孰重孰轻,出神入化,尽现其心法之妙,由此亦可见一斑。

101. 鼻渊 (慢性鼻窦炎)

韩某某,女,38 岁。吉林延边朝鲜自治州人。

患鼻塞流浊涕近 20 年,曾在当地多方求治不效而来京。经某医院诊断为慢性鼻炎、过敏性鼻炎,给予滴鼻药物治疗,收效不显。后劝其手术治疗,患者不允,于 1995 年 9 月 20 日来我处就诊。刻下,鼻塞流浊涕、不闻香臭、头及目眶压痛,每于感冒后诸症加重。夜卧则鼻塞不得息、张口代鼻呼吸,甚为难受,以致严重影响睡眠。兼有咽喉不适、咳嗽吐黄痰。舌苔白、脉浮弦。诊断为风热上攻于脑,当疏散风热,通利鼻窍。

川芎 10 克,荆芥 6 克,防风 6 克,细辛 3 克,白芷 10 克,薄荷 2 克(后下),羌活 5 克,半夏 12 克,清茶 10 克,生石膏 20 克。7 剂。

二诊:药后疗效显著,鼻塞流浊涕已明显减轻,夜寐时已能用鼻自由呼吸,咳嗽吐痰已瘳。守上方续服,荆芥、防风、羌活各增至 10 克,另加双花、连翘各 10 克。

三诊:诸症基本痊愈。继以轻清疏散风热之方以资巩固。后经随访,鼻渊已彻底治愈。偶患感冒亦未诱发,嗅觉正常,而过去频繁感冒现象亦大有减少,夜寐时鼻息畅利。患者面色红润光泽,感激之情溢于言表。

病案来源:陈明、刘燕华、李方《刘渡舟验案精选》

按:中医治病,"有是病则用是方",惟证是从,此乃"辨证施治"之特色和优势。本案鼻塞流浊涕、头及目眶压痛,每于感冒后加重,舌苔白、脉浮弦为一派风邪为病之象;兼有咽喉不适、咳嗽吐黄痰，是为有热。刘公用川芎茶调散有痰加半夏，有热加石膏，正是其法度。

102. 喉痹

沈某某，男，56 岁。1995 年 6 月 7 日初诊。

自诉咽喉紧束，喉中如物梗阻之状两个月。患者为某大公司总经理，商海鏖战，日夜操劳。忧怒之余，渐觉口干咽痛、咽部拘紧、喉中介介如梗而不爽，情绪激动时竟言语不能发声。某医以清热解毒治之，非但其证不除，反增咳痰。就诊时频频咯吐白痰。视其舌红、苔白。刘老切其脉，左弦出于寸口。此乃木火刑金之证。治以清泄肝火，保肺化痰开结。处方：

青黛 10 克，海蛤壳 20 克，鲜芦根 30 克，青竹茹 15 克，枇杷叶 14 克，菊花 10 克，桑叶 10 克，杏仁 10 克，沙参 15 克，浙贝 14 克，藏青果 10 克，梨皮 2 个。

服药 7 剂，咽喉之疼痛、拘紧、痰涎均有减轻。再加瓜蒌皮 12 克、石斛 4 克。续服 7 剂而病痊愈。

病案来源：陈明、刘燕华、李方《刘渡舟验案精选》

按：本案喉痹"木火刑金"，属于温燥，温燥以干咳无痰、咽痒而干，口干、鼻干或欲饮水为特点。刘公以桑杏汤、黛蛤散加减，养肺润燥，"清泄肝火，保肺化痰开结"抑木扶金，乃标本兼治之法。

103. 耳鸣耳聋（急性非化脓性中耳炎）

王某某，男，53 岁。1994 年 3 月 16 日初诊。

患者因恼怒，8 天前突发右侧耳鸣。其声甚大，如闻潮汐，头部轰响，右侧颐部灼热而胀，吞咽时耳内作响，以致不闻外声。西医诊为"急性非化脓性中耳炎"与"传音性聋"。患者夜寐不安，晨起咳吐黏痰，两目多眵。舌红、苔白，脉弦滑小数。辨为肝胆火盛，循经上攻耳窍。治宜清泻肝胆，养阴通窍。疏方：

连翘 10 克，柴胡 16 克，漏芦 10 克，白芷 8 克，玄参 15

克，丹皮 10 克，夏枯草 16 克，天花粉 10 克，黄连 8 克，黄芩 4 克，生石决明 30 克，牡蛎 30 克。

服药 3 剂，耳鸣大减，能闻声音。7 剂服完耳鸣自除，听力复聪。再以柔肝养心安神之剂，以善其后。

病案来源：陈明、刘燕华、李方《刘渡舟验案精选》

按：耳鸣是耳聋的前兆，二者常可并见，《杂病犀烛》指出："耳鸣者，聋之渐也，惟气闭而聋者，则不鸣，其余诸般耳聋，未有不先鸣者"，"十个耳鸣九变聋"，由于二者病因病机与辨治原则基本相同，故常将二者相提并论。

据统计，全国患耳聋、耳鸣、听觉障碍人数达到二亿九千万之多，且每年以五百万人的速度增加。其中耳鸣发病率约占 15%～20%，其中约 1/4 的人需要治疗。耳鸣给患者造成很大困扰，如影响睡眠、听觉、情绪、工作等，可致抑郁、焦虑、烦躁等，严重者无法工作，甚至有自杀倾向。

中医认为，耳为清空之窍，正常情况下必须保持其"清空"状态。产生耳鸣的原因主要有两类：一类是实邪蒙蔽清窍，这类实邪常见的有外邪、肝火、痰火、瘀血等；另一类是脏腑虚损，清窍失养，其中主要是脾虚和肾虚。导致长期耳鸣主要是脾虚和肾虚，治疗上都以滋阴补肾为主，但其疗效甚微。传统中医理论分析，神经性耳聋、耳鸣是由于大脑供血不足，脑内微循环障碍，导致耳内听神经失养，或耳蜗血管严重堵塞，引起耳神经细胞损伤导致听神经功能障碍。因此，活血化瘀、补气养血、芳香通窍法可软化血管、促进大脑供血、改善内耳循环和耳蜗微循环，促使听觉细胞的修复和再生，对消除耳鸣、恢复听力有一定的疗效，通过临床观察获得了满意的治疗效果。

本案原作者认为，刘公用柴胡、黄芩疏肝清胆，连翘、黄连、玄参、丹皮、天花粉清热、解毒、养阴，夏枯草、生石决明、牡蛎潜肝胆之阳亢，漏芦、白芷开窍散邪。本方清中有透，降中能滋，用治肝胆实火上攻之突发性耳鸣耳聋，最为适宜，故获佳效。

104. 口腔溃疡

伯某，男，15岁。1995年2月14日初诊。

患口腔溃疡3个月之久，曾服"三黄片"、"牛黄解毒丸"、"导赤散"等中药及西药抗生素类，不见好转。就诊时见口腔及下齿龈有多处小溃疡，糜烂疼痛，颈淋巴结肿大。伴头目眩晕、午夜潮热盗汗、心烦不得卧、口干，手足心灼热、欲握凉物为快，大便微干、小溲短赤。视其舌色红赤，切其脉弦细数。此乃肾阴不足，肝胆火旺，虚热上燔所致。拟"知柏地黄汤"加味以滋肾阴兼泄肝火。

知母10克，黄柏10克，丹皮10克，泽泻12克，茯苓12克，怀山药15克，熟地20克，山萸肉12克，玄参15克，板蓝根16克，夏枯草16克，浙贝10克。

医嘱：忌食辛辣、油腻之物。

共服药14剂而病痊愈，亦未复发。

> 病案来源：陈明、刘燕华、李方《刘渡舟验案精选》

按：本案口腔溃疡，一派实热证候，而诸医以实热治之罔效。刘公慧眼识之，"其脉弦细数"乃"肾阴不足"之脉，肾之阴虚为本，"虚热上燔"为标，刘公治病求本，舍证而从脉，执其牛耳也。

105. 复发性口腔溃疡

李某，男，41岁，教师，1965年11月4日初诊。

口腔溃疡反复发作2年余，创面2～4个，色红灼痛，曾用西药内服外用未效，转来中医。刻下口腔病损处见圆形溃疡创面3处，表面呈黄白色，根部色红，伴口臭秽异常，大便不爽或秘结，纳食无味，口干多饮，舌红苔黄腻，脉滑。此属脾胃蕴热、化火上炎，治宜清热生津益气，用白虎加人参汤加味：

生石膏30克，知母9克，生地15克，太子参15克，陈皮9克，怀牛膝20克，蒲公英20克，连翘20克。

连服 5 剂, 口腔溃疡减轻, 再进药 10 剂, 大便通畅, 饮食增加。以上方为主稍有进退, 服药 1 个月, 溃疡面消失, 无新病灶发生。随访 1 年未发。

病案来源: 吴沛田《刘渡舟教授活用经方验案八则》

按: 复发性口腔溃疡常发于唇、舌、颊、软腭等处, 发作时灼痛难忍, 伴有发热、头痛、恶心乏力、口臭、烦躁、便秘等症状。引起本病的原因不外是外感燥邪火邪, 火炎于上, 发为口疮; 或过食辛辣肥厚, 化热熏蒸口舌; 思虑过度, 化火熏灼心经及小肠, 致口糜; 素体阴虚, 虚火上炎; 疲劳过度, 伤及肝脾、脾生湿热、肝郁化火, 致生口疮等等。

本案患者, 口腔溃疡反复发作 2 年余, 久病伤阴, 而现下一派阳明热象, 刘公以白虎加人参汤加味, 清热生津益气、祛邪兼顾扶正。

另有"釜底抽薪散"外用治疗复发性口腔溃疡效果亦佳。其法是: 吴茱萸适量, 研末, 夜晚临睡前, 醋调, 涂双侧涌泉穴, 包好, 次日晨起去掉。对小儿口腔溃疡效果极佳, 对成人亦效。配合辨证内服药物, 常收桴鼓之效。

第六篇 其他医案

106. 睡觉磨牙

某某，男，36 岁，木工。五短身材，体胖匀称。

1970 年春月来诊，自述其每晚入睡后，即磨牙咯吱吱响彻房室，使得全家人不能安睡。家人将他推醒即止，入睡又作。发作两月有余。多方求治，皆无疗效。患者做木工为重体力劳动，辛苦一天需要晚上好好睡眠恢复体力。如此，家人和他都不能好好休息，使他十分烦恼。

诊查，其正值壮年，身体健壮，无任何病苦与不适，饮食、二便如常，脉弦有力，舌质淡红，舌苔薄白润泽。似乎，无从下药，给予针灸治疗，取合谷、颊车、地仓、人中诸穴，一周后，了无效果。

遂请教刘公。刘公略加思索，说：可仿"诸暴强直"病机，从"风"治疗。又说，此"风"非外风，乃因内风，内风多与肝脏相关，其为重体力劳动者，肝为"罢极之本"，劳作过度必伤肝，可以芍药甘草汤柔肝缓急，合甘麦大枣汤甘缓之剂，或可收功。处方：

生白芍 30 克，淮小麦 30 克，炙甘草 15 克，大枣 7 枚。水煎服。

上方服 2 剂后磨牙停止，续进 3 剂以期巩固。随访 1 年未发。

病案来源：侯泽民、张蕴馥治验

按：睡觉磨牙是由于咀嚼肌的持续收缩引起的，而咀嚼肌的运动又是受三叉神经支配的，所以，凡是能影响到三叉神经和咀嚼肌的因素，都可以引起睡觉磨牙。本案其发病原因为白天太兴奋，过于激动或疲劳，或受刺激，或工作紧张，使其大脑皮质的兴奋和抑制过程失去平衡，诱发咀嚼肌的运动发生一时性不规则的痉挛或收缩，产生了夜间磨牙。夜间磨牙多在熟睡后，这时口腔内既无食物，唾液分泌也很少，牙齿得不到润滑，牙齿"干磨"，磨耗严重，可使前牙变得短缺，后牙咬合面磨成平板状，咀嚼功能降低，引起咀嚼肌疲劳。久之，还引发牙周病，牙本质过敏症，重者引起牙髓炎、颞下颌关节病。久而久之，在大脑皮质一旦形成了固定的条件反射之后，再治疗起来也比较困难了。所以必须抓紧治疗。

107. 脱发

余某某，男，42岁。

患者脂溢性脱发，每晨起则见枕席之上落发成绺，头顶部头皮灼然可见、已成光秃。而且头皮甚痒、头屑甚多，以指甲揩拭而有臭味。舌绛少苔、脉来则数。此证为心火上炎，灼血伤阴，心火独旺，血不荣发，是亦脱发而头皮痒也。治疗用泻心护发之法，予三黄泻心汤：

大黄 6 克，黄连 6 克，黄芩 6 克。

服药 3 剂，大便作泻、小便甚黄，然头皮之痒立止，而脱发从此而愈。

病案来源：陈明、刘燕华、李方《刘渡舟验案精选》

按：脂溢性脱发，是因皮脂溢出过多而脱发，常伴有头屑增多，头皮油腻，痛痒明显。多发生于皮脂腺分泌旺盛的青壮年。中医称之为"发蛀脱发"、"蛀发癣"。主要原因是过多的皮脂分泌物压迫或堵塞毛囊孔，给毛发正常生长制造障碍；同时皮脂分泌物中的油酸、亚油酸毒害毛囊，导致毛发中毒、枯萎、脱落。中医认为本病临床病因有血热风燥、脾胃湿热和肝肾不足为主要。凡见干性脱屑而痒，头发稀少干焦，或枯黄者，多为血热化风化燥所致；湿性脱屑而痒重，头发黏腻或油光发亮者，为湿热上蒸；有遗传倾向，病久多为肝肾不足。其病变在毛发，病位在脏腑，与肝、脾、肾三脏关系密切。据临床表现分别以凉血消风、健脾祛湿、补益肝肾为治。

至于本案，刘公独有新识，认为"心火上炎，灼血伤阴，心火独旺，血不荣发，而焦脆不柔，是亦脱发而头皮痒也。"治疗更是另辟蹊径，以三黄泻心汤泻心护发，3剂而热去、痒止，脱发亦愈。查大黄、黄连、黄芩均有降脂作用，刘公临证心法与现代研究相合。

本书所用方剂索引

（每个方剂名后所标数字为本书页码）

本书病案索引